Gemeinschaft und Schweigen im Pflegeheim

Die Autorin

Viktoria Christov, geb. 1988, studierte Ethnologie und ist ehrenamtliche Hospizbegleiterin und im Besuchsdienst von Pflegeheimen tätig.

Viktoria Christov

Gemeinschaft und Schweigen im Pflegeheim

Eine ethnologische Annäherung

Mabuse-Verlag
Frankfurt am Main

Bibliografische Information der Deutschen Nationalbibliothek

Die Deutsche Nationalbibliothek verzeichnet diese Publikation in der Deutschen Nationalbibliografie; detaillierte bibliografische Angaben sind im Internet unter: http://dnb.d-nb.de abrufbar.

Informationen zu unserem gesamten Programm, unseren Autor/inn/en und zum Verlag finden Sie unter: www.mabuse-verlag.de.

Wenn Sie unseren Newsletter zu aktuellen Neuerscheinungen und anderen Neuigkeiten abonnieren möchten, schicken Sie einfach eine E-Mail mit dem Vermerk „Newsletter" an: online@mabuse-verlag.de.

Kasseler Str. 1 a
60486 Frankfurt am Main
Tel.: 069 – 70 79 96-13
Fax: 069 – 70 41 52
verlag@mabuse-verlag.de
www.mabuse-verlag.de
www.facebook.com/mabuseverlag

Satz und Gestaltung: Björn Bordon/MetaLexis, Niedernhausen
Umschlaggestaltung: Marion Ullrich, Frankfurt am Main
Umschlagabbildung: © Robert Ingelhart/istockphoto

Druck: CPI – Clausen & Bosse, Leck
ISBN: 978-3-86321-320-6
Printed in Germany

Mit Dank an Zeit und Alter

Inhalt

Vorwort

Die vorliegende Arbeit wurde nach etwa zweijähriger Entstehungsphase im Juni 2015 unter dem Titel „Gemeinschaft und Schweigen – eine ethnologische Annäherung an den Alltag von SeniorInnen im Altenpflegeheim“ von der Gemeinsamen Kommission der Philologischen, Philosophischen und Wirtschafts- und Verhaltenswissenschaftlichen Fakultät der Albert-Ludwigs-Universität Freiburg als Masterarbeit im Fach Ethnologie angenommen. Für die Publikation beim Mabuse-Verlag wurde sie nochmals redigiert.

Ich danke PD Dr. Heike Drotbohm und Prof. Dr. Gregor Dobler für ihre anregende und gleichzeitig geduldige Betreuung, welche mir einen geschützten Rahmen zur methodischen Kreativität und intensiven Analyse verschaffte. Meine besondere Erkenntlichkeit gilt zudem Dr. Piet van Eeuwijk, der mich durch seinen fachlichen und kritischen Rat maßgeblich in meinen dynamischen Gedanken hinsichtlich einer Publikation zu festigen verstand. Der wohl innigste Dank gebührt dem unermüdlichen Rückhalt und tragenden Verständnis meiner Familie sowie der belebenden Begleitung meines humoristischen Zauberers und Freundes Marten.

1 Einleitung

„Die sprechen kaum da, die Runde alte Leute, sprechen kaum miteinander. Ich habe schon Kontakt zu zwei oder drei, ich hab's hingekriegt. Was eigentlich ein WUNDER ist.“[1]

Diese Beschreibung der kommunikativen Atmosphäre eines Pflegeheimes mag bei vielen, die bereits eine Erfahrung in einer Alteneinrichtung gesammelt haben, keine Verwunderung auslösen. Unter den Alten wird viel geschwiegen, warum, das weiß man nicht genau. Folglich könnte das Zitat von diversen Personen stammen – BesucherInnen, Angehörigen oder PflegerInnen. In diesem Fall stammt es jedoch von einer Bewohnerin selbst.

Inwiefern sich das breite Schweigen unter BewohnerInnen in einem Pflegeheim aus Perspektive ebenjener SeniorInnen betrachten und erklären lässt, ist wissenschaftlich bislang unerforscht und unbeantwortet. Dies mag insbesondere daran liegen, dass Alte und betagte Menschen lange Zeit vor allem in der Ethnologie, die sich jener emischen, also Innen-Perspektive verschrieben hat, keine „prominente und attraktive ‚Zielgruppe'“ darstellten (Eeuwijk 2003: 228). Folglich steht die weltweite gerontologische Forschung innerhalb des Faches sowie die „Ethnologie des hohen Alters“ innerhalb der Gerontologie noch weitestgehend in ihren Anfängen (ebd.).

Nichtsdestotrotz existieren durchaus engagierte Forschungen anderer Disziplinen, die sich bereits mithilfe *der* ethnologischen Methode – der Teilnehmenden Beobachtung – einer Innenperspektive des Pflegeheimes gewidmet haben (allen voran Pädagogin und Pflegewissenschaftlerin Ursula Koch-Straubes *Fremde Welt Pflegeheim: eine ethnolo-*

1 Frau Wolff, 23.09.2013, Interviewtranskript (IT): 36; Herv.: Wolff.

gische Studie (1997)). Obwohl wissenschaftlich prägend und maßgebend, zeugen jene Versuche deutlich vom herausfordernden Charakter der Methode. So gestaltet es sich in einem komplexen Forschungsfeld wie dem Pflegeheim durchaus schwer – inmitten von PflegerInnen, BewohnerInnen, Personal und BesucherInnen – ein ganzheitliches und detailliertes Bild des sozialen Alltages zu erfassen: zum einen, da eine Kombination oder auch Diffusion an Perspektiven und Fokussen das große Risiko einer potenziellen Überlastung der Aufnahmefähigkeit des Forschers sowie dessen emotionaler Zerrissenheit birgt; und zum anderen, weil die dem Forscher „ähnlichere" und „informativere" Perspektive der aktiven PflegerInnen gegenüber jener der tendenziell passiven BewohnerInnen schnell den persönlichen und somit auch wissenschaftlichen Vorzug erhält.

In Anbetracht dessen dominieren weiterhin jene wissenschaftlichen Studien, die sich dem hohen Alter von einer etischen, also Außen-Perspektive her annähern. Dabei finden auf der Suche nach Effekt, Wahrheit, Präzision und Ganzheitlichkeit regelmäßig Methoden Einzug in Forschungsdesigns und Forschungsprozesse, die die Betrachtung der SeniorInnen durch eine ausschließlich medizinische, demografische und administrative Brille oder aber durch die Augen Dritter fordern. Dass solch ein Verfahren die potenziellen ForschungspartnerInnen zwangsläufig zu kategorisierten und oftmals unterschätzten Forschungsobjekten macht und wesentliche Daten verzerrt oder gar missachtet, kritisieren unter anderem die VertreterInnen der Disability Studies seit Beginn der 1980er Jahre (AG disability studies).

Unabhängig dieser wissenschaftlichen Grundlage scheint das Schweigen in Gemeinschaft ein Phänomen zu sein, das von einer breiten Öffentlichkeit gemieden und als eine alterstypische Erscheinung abgetan wird, die vor allem eine Herausforderung für Pflegekräfte und direkte Angehörige darstellt. Dabei zeugt diese tendenzielle Meidung und Vereinfachung möglicherweise von einer grundlegend menschlichen Angst, die

Ethnologin Margaret Lock benennt: „We tend perhaps, not self-consciously, but unconsciously to be scared of the very idea of ageing" (Lock zitiert in Lindenberg 2014). Dementsprechend mächtig und emotional mutet so auch unsere persönliche Konfrontation mit Altersfragen an, die uns in ihrem Kern eine konkrete Meinung zu essentiellen Themen abverlangt – zu Freiheit und Kontrolle, Besitz und Verlust, Ignoranz und Empathie, Gemeinschaft und Individualismus, Lebenssinn und Resignation, Wertvorstellungen, Menschlichkeit und vielem mehr. Weil ebendiese Konfrontation in einer alternden Gesellschaft mit einem steigenden Bedarf an Pflege aber früher oder später gewiss jedes Individuum in der einen oder anderen Form ereilen wird, ist eine wissenschaftliche Auseinandersetzung mit befremdlichen und gemiedenen Phänomenen wie dem Schweigen in Gemeinschaft längst überfällig.

Ich persönlich nahm das Befremden über die kommunikative Atmosphäre im Pflegeheim das erste Mal vor etwa vier Jahren während meines ehrenamtlichen Besuchsdienstes in einem Pflegeheim im Schwarzwald wahr. Dabei wurde mein wöchentlicher Besuch bei einer Bewohnerin zu einem sich wiederholenden Wechselbad der Gefühle, da ich zur Kommunikation und Abwechslung bestellt war und im Wohnbereich mit einer breiten Teilnahmslosigkeit, Müdigkeit und Stille der BewohnerInnen[2] empfangen wurde. Obwohl der Kontakt mit „meiner" Bewohnerin selbst sehr angeregt und dabei meist außerhalb des Heimes verlief, blieb mein Verhältnis zur Gruppe des Wohnbereiches bis zuletzt unbeholfen, zurückhaltend und bedrückt.

2 Im Folgenden verwende ich zur geschlechtersensiblen Sprache das sogenannte Binnen-I; in einzelnen Fällen des Singulars mit vorangehendem Artikel jedoch auch das generische Maskulinum, um eine bessere Lesbarkeit zu gewährleisten.

In meiner dreimonatigen Forschung, die ich im Sommer 2013 in einem Pflegeheim in der Region Rhein-Neckar[3] unternahm, kam dieses Befremden über eine schweigende Gemeinschaft erneut zum Tragen. Durch den intensiven Verlauf der Forschung vollzog es jenes Mal jedoch einen deutlichen Wandel. Ausschlaggebend für diesen Wandel war zum einen die klärende Information, die ich durch die Interviews mit BewohnerInnen erhielt und welcher unter anderem das einleitende Zitat angehört. Zum anderen beeinflusste mich jedoch vor allem die unverhoffte Möglichkeit, den Alltag der SeniorInnen drei Wochen lang als Bewohnerin eines Doppelzimmers miterleben zu dürfen. Folglich konnte ich das kommunikative Verhalten und Miteinander nicht nur 24 Stunden lang aus nächster Nähe mitverfolgen, sondern entdeckte auch den Zweck und die Wirkung meines persönlichen Schweigens am eigenen Leib.

Angesichts dieser intensiven Nähe zu einem Feld der Sorge und des Schutzes stellte sich mein ethisch reflektiertes und sensibles Vorgehen als Forscherin als wohl größte Herausforderung des gesamten Projektes dar. Entsprechend vielfältig und experimentell wurden so auch die methodischen Maßnahmen, die ich entwickelte, um eine Forschung „auf Augenhöhe" *mit* den BewohnerInnen zu führen und gleichzeitig eine bestmögliche Balance zwischen Nähe und Distanz sowie eine klare Positionierung im Feld zu erreichen. Diese methodischen Maßnahmen können somit als innovativer Kern der vorliegenden Arbeit gelten.

Um die Gemeinschaft und das Schweigen unter den SeniorInnen anhand meines Forschungsmaterials schrittweise zu beleuchten, stelle ich folgende zwei Fragen: Warum wird das Miteinander der BewohnerInnen von einem Schweigen beherrscht? Warum erscheinen die BewohnerInnen untereinander so distanziert?

3 Das Pflegeheim unterliegt im Folgenden einer Anonymisierung. Diese soll den von mir an meine ForschungspartnerInnen zugesicherten individuellen Datenschutz unterstützen.

Durch die Bearbeitung und Beantwortung dieser Fragen erhoffe ich mir zum einen, diesem verbreiteten Schweigen als auch den SeniorInnen des Pflegeheimes – im Rahmen von hallenden Vorurteilen, Emotionen und Meidungstendenzen – *eine* mögliche Stimme zu geben. Zum anderen möchte ich Erklärungsansätze bieten, die allgemeine Wahrnehmungsmuster und Verhaltensweisen im Umgang mit dem Alter/n[4] hinterfragen.

Die Literatur, die ich für den Theorieteil meiner Arbeit verwende, ist auffallend interdisziplinär. So umfasst sie neben Ethnologie, Soziologie und Gerontologie insbesondere Linguistik, Kommunikationswissenschaft und Psychologie.[5] Grund für diese breite Auswahl ist nicht nur die mangelhafte thematische Behandlung vonseiten der Ethnologie, sondern auch die Komplexität der Fragestellung. So gilt es die großen Phänomene Kommunikation, Schweigen und Gemeinschaft zu beleuchten, diese aber auch auf das Alter, die Institution Pflegeheim und die Interaktion *zwischen* den BewohnerInnen zu beziehen.

Folglich komme ich nicht umhin, eine Auswahl bedeutender Theoretiker wie Ferdinand Tönnies, Max Weber, Erving Goffman und Paul Grice einzubeziehen, die interdisziplinär anerkannte Werke zur Gemeinschaft und zur Kommunikation vorlegten. Daneben erweist sich unter einer großen Anzahl an Arbeiten das Werk der Linguistin Fleur Ulsamer *Linguistik des Schweigens* (2002) als wertvollste Quelle zum Thema Schweigen. Ethnologische Spezifikation findet das besagte theoretische Grundwissen zur Gemeinschaft zunächst durch allgemeine Definitionen aus Wörterbüchern und wird anschließend durch die frühe, aber

4 Dabei ist das Alter laut Gerontopsychologen Martin und Kliegel (2007) heutzutage nicht mehr eindeutig und normativ zu definieren. Im Folgenden verzichte ich jedoch auf entsprechende Anführungszeichen, die darauf verweisen.

5 Merklich wenig entsprechende Literatur fand ich von PflegewissenschaftlerInnen, obgleich die Werke der genannten Disziplinen häufig in pflegewissenschaftlichen Zusammenhängen veröffentlicht und diskutiert werden.

sehr ausführliche empirische Studie zur Gemeinschaftsbildung in einer französischen Altenresidenz von Jenny-Keith Ross (1977) ergänzt. Zur Kommunikation aus ethnologischer Sicht dient mir insbesondere die Arbeit der Begründer der *Ethnography of Communication,* John Gumperz und Dell Hymes (1964) sowie das Werk von Muriel Saville-Troike (1989), das deren Grundgedanken maßgeblich ausbaut.

Obwohl sich die ethnologische Empirie zur spezifischen Kommunikation im Pflegeheim als sehr rar erweist, gibt es einige wenige Werke, die eine ethnologische Vorstellung und Analyse eines Pflegeheimes zumindest unterstützen. Dazu zählen zum einen Joel Savishinskys *The Ends of Time: Life and Work in a Nursing Home* (1991), die Sammelbände *Gray Areas. Ethnographic Encounters with Nursing Home Culture* von Philip Stafford (2003) und *Care in Practice. On Tinkering in Clinics, Homes and Farms* von Annemarie Mol, Ingunn Moser und Jeanette Pols (2010) sowie die bereits erwähnte Studie *Fremde Welt Pflegeheim: eine ethnologische Studie* der Pädagogin und Pflegewissenschaftlerin Ursula Koch-Straube (1997). Daneben sind ethnologische Studien zu erwähnen, die sich dem Alltag im Pflegeheim zwar intensiv widmen, dabei aber die Perspektive der Pflegenden in den Fokus setzen (Diamond 1986; Gass 2004). Zum anderen zähle ich zu dieser unterstützenden Sammlung theoretischer Werke auch weniger wissenschaftliche Arbeiten, die dennoch explizit vom Erleben eines Bewohners berichten. So liefert die ehemalige Journalistin Marie-Anne Berlé (1992) einen Einblick in ihren lieb gewonnen Alltag im Altenheim oder der ehemalige Altenpfleger Helmut Wallrafen-Dreisow (1984) zumindest den Versuch, das Leben als Heimbewohner in einem fiktiven Tagebuch nachzuvollziehen.

Die wohl wichtigsten und somit für diese Arbeit zentralen empirischen Werke zur Kommunikation im Alter und im Pflegeheim stammen jedoch von Kommunikationswissenschaftlerin Barbara Schulze (1998) und Linguistin Svenja Sachweh (1999; 2005). Während Schulze allgemeine Theorien zur Kommunikation im Alter zusammenführt, widmet sich Sachweh in zwei Studien der effektiven Kommunikation zwischen PflegerInnen und BewohnerInnen, die sie insbesondere auf kognitive Beeinträchtigungen Letzterer bezieht.

Zur Bearbeitung meiner Fragen werde ich wie folgt vorgehen. Zunächst beleuchte ich den Themenkomplex Kommunikation. Dabei untersuche ich die enge Verbindung zwischen Kommunikation und Gemeinschaft und die jeweiligen Prozesse, die eine Kommunikation ausmachen. Anschließend widme ich mich den Parallelen und Unterschieden von Reden und Schweigen aus der Perspektive der Wissenschaft und der Allgemeinheit sowie den Eigenschaften des Schweigens. Darauf aufbauend, lohnt der Blick auf allgemeine Alterstheorien, die in ihrem historischen Verlauf wesentliche Erkenntnisse zur Wahrnehmung des Alter/ns und zum aktuellen Verständnis sozialen und kommunikativen Verhaltens im Alter liefern. Dabei leiten sie gezielt die Begriffe Alter, Kognition und Demenz ein, deren kommunikativen Einfluss ich anhand einer Reihe empirischer Studien zu erläutern versuche. Um einen kritischen Gesamteindruck zu gewährleisten sind die Kontexte dieser Studien recht unterschiedlich, beinhalten jedoch ebenfalls das Pflegeheim.

In einem zweiten Schritt widme ich mich dem Themenkomplex Gemeinschaft. Dabei erkläre ich unter dem Punkt „Gemeinschaft als weites Feld" zunächst meine eigene Begriffsverwendung, um sie dann in Bezug zur historischen Begriffsentwicklung und zu aktuellen Definitionen in Ethnologie und Soziologie zu setzen. Im Anschluss daran beleuchte ich die institutionalisierte Zweckgemeinschaft von SeniorInnen im Pflegeheim und die Frage, inwiefern eine empfundene Gemeinschaft auf solch einer Zweckgemeinschaft aufbauen kann.

Der dritte Teil der Arbeit legt meine Forschungsmethoden dar. So berichte ich einleitend von meinem Zugang zum institutionell gerahmten Feld des Pflegeheimes und meiner grundlegenden Forschungsethik. Darauf folgt ein Einblick in mein Abwägen von Nähe und Distanz zum Feld, welches in der Teilnehmenden Beobachtung vielfältige Maßnahmen zugunsten einer klaren Positionierung innerhalb der Institution hervorbrachte. Inwiefern diese Maßnahmen folgenreiche Auswirkungen auf meine Arbeitsweise hatten verdeutlicht der darauffolgende Punkt. An diesen knüpft ein kurzer Bericht über das Sample und die Durchführung der Interviews sowie eine Darlegung meiner vielfältigen Rollenkonflikte während und nach der Forschung an. Den methodischen Abschluss liefert die Auswertung der Daten und die Rücksprache mit den ForschungspartnerInnen.

Im letzten und wichtigsten Schritt untersuche ich die Gemeinschaft und Kommunikation der BewohnerInnen meines Forschungsfeldes. Dafür zeige ich zunächst deren strukturelle Prägung durch die zeitliche und räumliche Aufteilung im Rahmen von Architektur, Zimmervergabe, Sitzordnung und Tagesprogramm auf. Auf dieser Grundlage findet dann die Beleuchtung der individuellen Prägung von Gemeinschaft und gleichzeitig auch Kommunikation anhand meiner Daten statt. Den Anfang machen vier meiner Beobachtungen beim Frühstück, während der Gymnastik, auf der Terrasse und bei einer zufälligen Begegnung von BewohnerInnen im Essbereich. Um bei diesem Einblick und den ersten Interpretationen auch meinen eigenen Verbleib zu erklären, füge ich im Anschluss einen kurzen Exkurs zu meiner eigenen Positionierung im kommunikativen Miteinander bei. Im darauffolgenden Punkt gehe ich auf die Interviews ein, die ich zum Thema Zusammenleben führte. Dabei untersuche ich diese zunächst auf eine Haltung der BewohnerInnen gegenüber einer Gemeinschaft, welche ich letztlich als Gleichheit, Differenz und Unsicherheit kategorisiere. Auch bei der entsprechenden Haltung gegenüber der Kommunikation mit MitbewohnerInnen nehme ich eine solche Einteilung vor. So beleuchte ich eine mir vermittelte Resignation, einen Selbstschutz, ein Desinteresse und eine anhaltende Bemühung. Um all diese empirischen Ergebnisse zusammenzuführen und sie anhand der Literatur zu diskutieren, schließe ich das Kapitel mit einer zusammenfassenden Analyse und einem Ausblick für zukünftige Forschungen.

2 Kommunikation

2.1 Kommunikation und Gemeinschaft

Dass sich Menschen Leben, Zeit und Raum miteinander teilen und zu diesem Zwecke kommunikativ austauschen, ist eine Annahme, die jeder sozial orientierten Wissenschaft zugrunde liegt. So sind wir laut Psychologe Michael Benesch „Gruppenwesen (...), die in der einen oder anderen Form mit anderen interagieren (müssen)“[6] (Benesch 2011: 17).

Am deutlichsten zeigt sich diese Verbindung zwischen Kommunikation und Gemeinschaft wohl am Begriff *communicatio* selbst. Während der Soziologe Alfred Bellebaum diesen etymologisch gleichsetzt mit „Mitteilung/Verbindung/Teilhabe“ (Bellebaum 1992: 12), sieht Kommunikationsmanager Harald Rau darin den Wortursprung *communis* und somit einen „Vorgang der gemeinsamen Verpflichtung“ (Rau 2013: 90).

Wie sich diese Verbindung und gemeinsame Verpflichtung genau darstellt, erklärt Kommunikationswissenschaftlerin Barbara Schulze. So sei die Kommunikation zunächst eine „unerläßliche Orientierungshilfe zur Standortbestimmung des Individuums im sozialen Feld und zur Strukturierung seiner Umwelt“ (Schulze 1998: 199). Dadurch präge sie auf individueller Ebene über das Kindesalter hinaus die Entwicklung einer Persönlichkeit und die Aneignung sozialer Rollen. Auf gesellschaftlicher Ebene sorge sie wiederum für die Entstehung und den Erhalt sozialer Gruppen, Kultur und Gesellschaft (ebd.).

Kommunikation schafft also soziale Struktur, während soziale Struktur wiederum Kommunikation beeinflusst. Dabei erweist sich nicht nur die Festlegung eines Anfangs- oder Endpunktes als unmöglich, sondern auch der individuelle Entzug aus diesem Kreislauf. Diese Unmöglich-

6 Laut Schulze werden Interaktion und Kommunikation in der Wissenschaft häufig bedeutungsgleich und somit willkürlich gebraucht (Schulze 1998: 184).

keit verdeutlicht Rau in seiner „Einladung zur Kommunikationswissenschaft“ (Rau 2013: 163) und der bekannten Aussage „Man kann nicht *nicht* kommunizieren“ (Watzlawick et al. 2000: 53; Herv. i. Orig.). Dabei gilt sie als das erste der fünf kommunikationswissenschaftlichen Axiome des Soziologen und Kommunikationswissenschaftlers Paul Watzlawick et al. und besagt, dass ein totaler Rückzug aus dem Austausch mit anderen auch den sozialen Tod für das Individuum bedeute (Rau 2013: 164).

Der gegenseitigen Prägung und bindenden Gemeinsamkeit von Kommunikation und Gemeinschaft widmet sich seit den frühen 1960er Jahren auch verstärkt die Ethnologie. Als ausschlaggebend dafür kann die Einführung des Begriffes *Ethnography of Communication* gelten, mit der John Gumperz und Dell Hymes die Verknüpfung von isolierten Sprachstudien zu einer umfassenderen Analyse des Sprachgebrauchs innerhalb eines bestimmten Kontextes forderten (Hymes 1964: 2). Dieser Kontext sollte eine konkrete Gemeinschaft sein (ebd.: 3). In Anknüpfung daran formulierte Muriel Saville-Troike zwei Jahrzehnte später in ihrer Einführung zur Ethnografie der Kommunikation die wegweisende Frage: „What does a speaker need to know to communicate appropriately within a particular speech community, and how does he or she learn?“ (Saville-Troike 1989: 2). Die potenziellen Antworten teilte sie in „Linguistic Knowledge“, „Interaction Skills“ und „Cultural Knowledge“ ein. Dabei könnten diese nicht nur Auskunft über soziale Organisation und Werte, sondern ebenso über kulturellen Erhalt und Wandel einer Gemeinschaft geben (ebd.: 8).

In der Soziologie leistete vor allem Erving Goffman in den 1970er Jahren wesentliche Beiträge zur Kommunikation und Gemeinschaft, indem er die angemessene Interaktion in sozialen Situationen untersuchte. Dabei stellte er grundlegend fest, dass es immer und für jeden gelte, „brav“ zu sein und „keine Szene oder Störung“ zu verursachen (Goffman 1971: 22). Neben verbalen Äußerungen widmete er sich dabei insbesondere den „glances, gestures, positionings (...) that people continiously feed into the situation, whether intended or not“ (Goffman 1967: 1). Dieses darin enthaltene komplexe und rituell auszubalancierende Verhalten bezeichnete er als „Face-to-Face Behavior“, das zum Ziel habe, das eigene Gesicht zu wahren. Dementsprechend sei jede Kontaktaufnahme mit dem Gegenüber eine potenzielle Gefahr für beide Parteien und verpflichte so zu einem normierten Verfahren. Neben einem „avoidance process“ zur Prävention riskanter Kontakte äußere sich dieses in einem „corrective process“, der einer rituellen Wiederherstellung der Würde diene (ebd.: 15 ff.).

Passend zu diesen ethnologischen und soziologischen Gedanken um eine angemessene Interaktion lieferte Sprachphilosoph Paul Grice wenige Jahre später vier Gesprächsmaximen, die die Kooperation innerhalb eines Gespräches klar festlegen. Die Richtlinien besagen, dass man den eigenen Gesprächsbeitrag grundsätzlich an Zweck und Richtung des Gespräches anzupassen habe: 1. durch die Maxime der Quantität (informativ, aber nicht zu informativ), 2. durch die Maxime der Qualität (keine Unwahrheiten oder Spekulationen), 3. durch die Maxime der Relation (Relevanz) und 4. durch die Maxime der Modalität (keine Unklarheit oder Weitschweifigkeit) (Grice 1975: 42 f.).

Die wissenschaftliche Beobachtung von Kommunikation ist also durchaus ergiebig. Was aber geschieht auf der „unsichtbaren“ Seite? Was passiert in den Körpern und Köpfen, durch die Umwelt wahrgenommen und Kommunikation gesteuert wird?

Die biologische Basis für das menschliche Erleben und Verhalten bilden Nerven, Gehirn, Hormone und Gene (Hausmann 2005: 23). Dabei führt ein physikalisch-chemischer Reiz zur Rezeption durch ein Sinnesorgan, worauf eine Empfindung im Gehirn zu einer komplexen Wahrnehmung weiterverarbeitet wird. Zu diesen biologischen Prozessen, die je nach individueller körperlicher Konstitution durchaus unterschiedlich verlaufen können, gesellt sich der Einfluss der Sozialisation. Diese sorgt durch Wissen, Erwartungen, Wünsche, Einstellungen und Gruppendruck für jene „anderen mentalen Prozesse" (ebd.: 25), die Psychologe Clemens Hausmann als prägend für die menschliche Wahrnehmung herausstellt. Auch aktuelle Bedürfnisse sind dazu zu zählen. Dabei erfolge deren Wirkung laut einer bekannten Einteilung des Psychologen Abraham Maslows keinesfalls willkürlich, sondern in einer gewissen Ordnung. So hätten physiologische Bedürfnisse deutliche Priorität und würden erst dann von Bedürfnissen nach Sicherheit, sozialer Bindung, Selbstachtung, Selbstverwirklichung und Spiritualität gefolgt werden (Maslow 1943: 373 ff.).[7]

Mit diesen Einflüssen aus Biologie und Sozialisation ist der Wahrnehmungsprozess jedoch noch nicht komplett. So macht Benesch (2011: 20) auf einen Umfang an Verzerrungen der Psyche aufmerksam, die eine nicht zu unterschätzende Rolle im Alltag eines jeden spielen; darunter zum Beispiel die Neigung, die Verantwortung für Misserfolge in anderen Menschen oder der Situation zu suchen *(Self-Serving Bias)* oder aber das eigene Verhalten so anzupassen, dass die eigenen Erwartungen eben dadurch erfüllt werden *(Self-fulfilling Prophecies).*

Es wird also deutlich, dass die Wahrnehmung durchaus einen Konstruktionsprozess darstellt, der sich durch „Subjektivität, Selektivität und die Tendenz zur Vereinfachung" auszeichnet (Hausmann 2005: 25 f.). Folglich stellt Rau zurecht die Frage nach der Wahrscheinlichkeit einer „harmonisierten Kognition" (Rau 2013: 37), also dem identischen Ablauf von Kognitionsprozessen. Können Menschen überhaupt gleich wahrnehmen?

Wenngleich diese Frage unbeantwortet bleibt, ist der Blick auf Fähigkeiten interessant, die trotz kognitiver Individualität zu einer „Koopera-

---

7 Kritik wird unter anderem an der partiellen Willkürlichkeit des Modells geübt. So sei die Rangfolge der Bedürfnisse keinesfalls universell. Als häufiges Beispiel dafür wird der Hungerstreik von Menschen zugunsten politischer Zielsetzungen angeführt (Myers 2014: 442).

tion von Bewußtseinssystemen“ (Luhmann 1989: 11) und einer „Grundlage sozialen, ‚sittlichen‘ Verhaltens“ führen (Benesch 2011: 20). Auf biologischer Ebene leisten dies vor allem die Spiegelneuronen – Nervenzellen, die beim Betrachten von Gefühlen und Stimmungen eines Gegenübers reagieren, als würde man diese selbst erleben (ebd.: 22). Kognitiv wird dieses Verständnis wiederum durch die *Theory of Mind* gefördert. Diese stellt eine grundlegende Theorie der Psychologie und Kognitionswissenschaften dar und beschreibt das menschliche Vermögen, sich in andere Personen hineinzuversetzen und deren Bewusstseinsvorgänge zu erkennen. Dabei besitzt diese Fähigkeit einen ähnlich verbindenden Effekt wie Empathie, Mimesis oder Alltagspsychologie[8] (Benesch 2011: 20 f.).

Obwohl diese Faktoren die beschriebene Komplexität und Individualität der Wahrnehmungsprozesse durchaus relativieren und ein intaktes Miteinander fördern, sind auch sie letztlich kein Garant für eine erfolgreiche Kommunikation. So bilden Missverständnisse ein alltägliches und unausweichliches Phänomen, das auf der Tatsache beruht, dass zwischen der funktionalen Intention des Senders und dem tatsächlichen Effekt einer Nachricht beim Empfänger oftmals eine Differenz besteht. Diese Differenz bezeichnet Hymes als „functional relativity“ einer Interaktion (Hymes 1972: 15). Sie beruht maßgeblich auf der Zweideutigkeit einer Kommunikation – dem zweiten kommunikationswissenschaftlichen Axiom (Watzlawick et al. 2000: 53 ff.). Demnach besitzt jede Kommunikation einen Inhalts- und einen Beziehungsaspekt, wobei der Beziehungsaspekt dem Empfänger Aufschluss darüber gibt, wie der Sender das „Was“ der Nachricht verstanden haben wolle (ebd.) – ein Aspekt

8 „Darunter versteht man die Neigung, etwa Personen oder Zustände mit ‚psychologisierenden‘ Begriffen zu beschreiben. So könnte beispielsweise das Verhalten einer Person, in einer Gruppe zu schweigen, als Ausdruck von ‚Minderwertigkeitskomplexen‘ erklärt werden.“ (Benesch 2011: 21)

also, dessen Interpretation oftmals heikel und nie gänzlich routiniert verlaufen kann.[9]

Schließlich zeichnet sich Kommunikation durch drei letzte grundlegende Eigenschaften/Axiome aus, welche Missverständnisse verursachen und auch erklären können und deren Nennung hier lohnt. So verläuft Kommunikation nicht nur, wie bereits erwähnt, permanent und zweideutig, sondern ebenfalls kreisförmig zwischen Ursache und Wirkung, gleichwertig oder ergänzend und multimodal – also verbal („digital") und non-verbal („analog") (Watzlawick et al. 2000: 57 ff.). Dabei interessiert in diesem Rahmen vor allem der letzte dieser drei Punkte: die Multimodalität von Kommunikation. Verständlich wird ihre Relevanz insbesondere durch das Aufzeigen ihrer Komplexität, die in der folgenden Unterteilung Saville-Troikes (1989) gut erkennbar wird. Dabei unterscheidet diese nicht nur zwischen verbaler und non-verbaler Kommunikation, sondern ebenfalls zwischen stimmlichen und stimmlosen Nachrichtenformen.

9 Eine Erweiterung dessen liefert Psychologe und Kommunikationswissenschaftler Schulz von Thun (1981: 14 ff.), der die Kommunikation in eine Sachebene, Beziehungsebene, einen Appell und eine Selbstoffenbarung unterteilt. Der Sender sende somit vier Botschaften mit „vier Mündern", der Empfänger empfange dementsprechend vier Botschaften mit „vier Ohren".

Message Form		Channel	
		Vocal	Nonvocal
Code	Verbal	Spoken language	Written language (Deaf) Sign language Whistle/drum languages Morse code
	Nonverbal	Paralinguistic [Sprechintensität, Betonung, Satzrhythmus und -melodie] and prosodic features [Intonation, Pausen, etc.] Laughter	**Silence** Kinesics [Mimik, Gestik, Körpersprache] Proxemics [Signale durch Distanznahme] Eye behavior Pictures and cartoons

(Saville-Troike 1989: 157; Herv. und Erkl.: VC)

2.2 Reden und Schweigen

Dass Kommunikation weitaus mehr beinhaltet als nur Ton und Wort zählte nicht immer zum wissenschaftlichen Selbstverständnis. So blieb gerade das Schweigen zum Beispiel von LinguistInnen lange Zeit weitestgehend unberücksichtigt (Saville-Troike 1989: 145) und galt als bloße sowie negativ behaftete „absence of speech" (ebd.: 146). Dass dem Schweigen die Substanz zum Segmentieren von Einheiten oder Sequenzen fehlt (Ulsamer 2002: 11) sieht Linguistin Ulsamer als Hauptgrund für jenes traditionelle Desinteresse innerhalb der Wissenschaft. Unter dem Titel *Linguistik des Schweigens,* erhebt sie das Schweigen nachdrücklich zum festen Bestandteil der Sprache und bemerkt in der eigenen Disziplin nunmehr eine fortschreitende Anerkennung desselben als „potenziell kommunikativ relevant" (ebd.: 11).

Interessant ist, dass sich Meidung, Vorsicht und Unbehagen gegenüber dem Schweigen – bei genauerem Hinsehen – über die Linguistik hinaus in den kommunikativen Alltag eines jeden erstrecken. Ausschlaggebend dafür ist möglicherweise unser Leben in einer „‚Sound' fixierten (westlichen) Gesellschaft" (Ulsamer 2002: 238), in der jeder darauf „trainiert" ist, etwas sagen zu müssen (Benesch 2011: 136) – „(...) the persons (...) guarantee together to maintain a flow of words. Lulls (...) must be avoided" (Goffman 1967: 34 ff.). Folglich ist das Schweigen für viele ein Ausdruck negativer Gefühle (Ulsamer 2002: 155) oder auch Schwäche (Benesch 2001: 136). Gleichzeitig kann das Schweigen angesichts ebendieser „Konvention, ständig etwas sagen zu müssen" (Ulsamer 2002: 121), aber auch entspannend wirken. So besitzt es theoretisch starke Ähnlichkeit mit einer nachweislich positiv bewerteten Ruhe und Stille (ebd.: 35) und macht zudem eine tiefe Verbundenheit im schweigenden „Miteinander partizipieren" möglich (Benesch 2011: 135). Da all dies jedoch letztlich auf der persönlichen Bereitschaft basiert Nähe zuzulassen und auszuhalten (ebd.), wie es zum Beispiel in der Familie möglich ist (Ulsamer 2002: 121), kann solch ein Moment sehr schnell und gerade für jene, die sich nicht verbunden fühlen, eine äußerst unangenehme Situation darstellen (Benesch 2011: 135).

Einen weiteren möglichen Grund für die Meidung, die Vorsicht und das Unbehagen gegenüber dem Schweigen beschreibt der pädagogische Anthropologe Christoph Wulf. So stehe das Schweigen für die Grenzen der „Benennungswut der Moderne" (Wulf 1992: 16), indem es zum Beispiel auf nicht zu verbalisierende Gefühle und somit auf die „Unzulänglichkeiten der Sprache" verweise (ebd.). Passend dazu spricht Saville-Troike von einer „special meta-awareness (...) and particular care" (Saville-Troike 1989: 148), die man wiederum zur Erkenntnis und Interpretation eines Schweigens aufbringen müsse. Infolgedessen entstehen selbst zwischen Personen mit „vorhandene[n] kommunikative[n] Kompetenzen" Missverständnisse (Ulsamer 2002: 238), was das Schweigen für viele zu einem „Zeichen des Nicht-Funktionierens der Kommunikation" mache (ebd.: 238).

Gerade diese schwere Greifbarkeit des Schweigens ist es, die neben einem Unbehagen seit Menschengedenken auch eine breite Faszination auslöst. So entstanden nicht nur „für einen Menschen allein kaum noch übersehbar[e]" Schweige-Abhandlungen (Bellebaum 1992: 10) unter anderem in Philosophie, Theologie und Literaturwissenschaft, sondern ebenso eine Vielfalt an entsprechenden Sprichwörtern. Was sich durchgehend erkennen lässt, ist eine ambivalente und häufig transzendente Wirkung des Schweigens auf den Menschen. So behandeln es Kamper und Wulf (1992) unter dem Titel *Unterbrechung und Grenze der menschlichen Wirklichkeit,* Luhmann und Fuchs (1989) unter anderem im Rahmen der *Weltflucht der Mönche* oder Jaworski (1993) schlichtweg unter dem Ausdruck *The Power of Silence*[10]. In Sprichwörtern wiede-

10 Ulsamer verweist hierbei auf die Mehrdeutigkeit des englischen Begriffes *silence,* der neben *absence of talk, also of letters* auch *quietness* (Stille, Ruhe) bedeuten könne (Ulsamer 2002: 34).

rum, werden laut Ulsamer nicht nur Weisheit, Wissen, Wohlstand und seelische Tiefe mit dem Schweigen assoziiert, sondern ebenso der Tod, die Täuschung und das Böse (Ulsamer 2002: 38). So wird deutlich, dass das Schweigen einer breiten Dichte an Bildern, Emotionen und Rätseln dient.

Trotz Unbehagen und Rätselhaftigkeit folgt das Schweigen im Alltag selbst, ähnlich dem Sprechen, durchaus gewissen Konventionen und Regeln (Ulsamer 2002: 65). So lernen bereits Kinder, was „appropriate silence" zu bedeuten habe (Saville-Troike 1989: 245) und inwiefern sich zum Beispiel Regeln für Erwachsene von jenen für Kinder und jenen für Frauen von jenen für Männer unterscheiden.[11] Dabei gilt es gerade für Kinder zunächst eine gewisse Kompetenz für „formal style" und „verbal rituals" zu entwickeln, um das Schweigen mit einer Rede ersetzen zu dürfen (ebd.: 245).

Dass das Schweigen unabhängig dieser Regeln letztlich für jedermann präsenter und gewöhnlicher ist als oftmals angenommen, verdeutlicht Wulfs Metapher, wenn er schreibt: „Das Schweigen bildet den Horizont, vor dem alles Reden sich vollzieht" (Wulf 1992: 7). So sei die Sprache dem Schweigen „abgerungen" und „versink[e]" am Ende wieder ins Schweigen (Kamper und Wulf 1992: 1). Um diese Kontinuität der Schweigemomente zu erfassen, bietet die Literatur mittlerweile eine Vielzahl an möglichen Kategorien. In diesem Rahmen möchte ich jedoch nur einige ausgewählte nennen.

Eine grundlegende Unterscheidung innerhalb des Schweigens fällt zwischen dem Schweigen mit eigener kommunikativer „Kraft" und dem

11 Unter dem Aspekt der Macht und Solidarität bestätigt Ulsamer vor allem in gemischtgeschlechtlicher Kommunikation entsprechend stereotype Gesprächsstile bei Männern und Frauen. So zeige sich das Schweigen der Frau als Ausdruck einer untergeordneten Rolle gegenüber dem Mann, wobei sich gleichzeitig eine entsprechend höhere Eloquenz und gelegentliche Geschwätzigkeit offenbare (Ulsamer 2002: 240).

bedeutungsvollen Schweigen ohne beabsichtigten Inhalt (z. B. Pausen) (Saville-Troike 1989: 146). Ersteres erfüllt dabei viele der gleichen Funktionen wie das Reden (ebd.). Sprachphilosoph Hartmut von Sass erweitert diese Einteilung mit der Bildung von Gegensatzpaaren. So gliedert er das intentionale Schweigen in objektiv (verschweigend) und expressiv, verbal und non-verbal, institutionell gebunden und ungebunden-offen, individuell und kollektiv (Sass 2013: 14 ff.). Im Schweigen ohne Intention sieht er entweder ein „responsives Schweigen" (als ein „Fehlen der Worte") oder ein „Schweigen als Zuschreibung" (ebd.: 18 f.).

Dabei sind meines Erachtens vor allem zwei Punkte hervorzuheben. Zum einen zeigt sich, dass ein Schweigen keine Abwesenheit von Worten voraussetzt. So wird ein unangenehmes Schweigen oft mit „Witz, einer Frage, der Erwähnung von Belanglosigkeiten" überspielt (ebd.: 26). Dementsprechend kommt es nicht selten vor, dass ein Smalltalk (Ulsamer 2002: 120), ein Lachen oder sogenannte „backchannel signals" (wie „Mh-mh.") (Saville-Troike 1989: 148) von ZuhörerInnen als genauso nichtssagend bewertet werden wie ein Schweigen.

Zum anderen wird gerade in der Bewertung von Verhaltensweisen deutlich, was von Sass mit einem Schweigen als Zuschreibung meint. So entsteht das Schweigen nicht unbedingt in der Person, die schweigt, sondern theoretisch erst, wenn es „als solches anerkannt, aufgenommen oder gar zugeschrieben" wird (Sass 2013: 20). Folglich liegt laut Ulsamer auch die „Entscheidung im Sinne einer Interpretation, um welche Form oder Funktion des Schweigens es sich gerade handelt" stets bei ebendiesem Zuhörer (Ulsamer 2002: 54). Dieser muss bestimmen, ob es sich um ein „konversationelles", „konventionelles", „verletztes", „eisiges", „ängstliches" (Bellebaum 1992: 23 f.) oder gar physisch/psychisch[12] bedingtes Schweigen seines Gegenübers handelt (Ulsamer 2002: 163 f.) und ob das

12 Als Beispiele nennt Ulsamer Mutismus, Aphasie und Schwerhörigkeit (Ulsamer 2002: 163 f.).

Schweigen demnach eine „linkage function“ (verbindend/isolierend), „affecting function“ (heilend/verletzend), „revelational function“ (offenbarend/verdeckend), „judgemental function“ (zustimmend/ablehnend) oder „activating function“ (aktivierend/hemmend) offenbart (vgl. Jensen 1973).

Was sich an dieser Stelle zusammenfassend für das Reden und Schweigen festhalten lässt ist, dass dem Schweigen aufgrund seiner potenziellen Zweiteilung in intentional und nicht-intentional, sowie einer sehr emotionalen und subjektiven Bewertung eine komplexere Rolle innerhalb einer Kommunikation zuzusprechen ist als dem Reden. Gleichzeitig ähnelt es dem Reden als (vorwiegend) nonverbale Kommunikation in vielen funktionellen Aspekten und ist für eine erfolgreiche Kommunikation unabdingbar.

2.3 Alterstheorien

Es wird deutlich, dass Kommunikation ein vielschichtiges Phänomen ist, dessen Bedingungen in menschlicher Physis, Psyche und einem entsprechenden Kontext liegen. Inwiefern verändert sich Kommunikation dann im Laufe eines Lebens? Kommuniziert man im Alter generell „anders“?

Die Beantwortung dieser Fragen orientiert sich stark an der „Häufung von Verlusten“ (Hausmann 2005: 83), die unbestritten mit dem Alter einhergeht. Dazu können in unterschiedlichem Maße unter anderem soziale Beziehungen, gesellschaftliche Aufgaben, Sinnesfunktionen, Motorik und Gedächtnis gehören (ebd.). Was ebendiese Verluste beim Individuum letztlich auslösen und wie es damit im Rahmen seines sozialen Alltages umgeht, ist bis heute nicht eindeutig zu beantworten. Dabei mangelt es keineswegs an entsprechenden Theorien. So mehren sich diese bereits seit einigen Jahrzehnten und zeugen von einer intensiven Auseinandersetzung mit dem Alterungsprozess. Da sie sich in ihrer

Vielfalt als wesentlich für das aktuelle Verständnis von Alter, Kommunikation und Schweigen erweisen, möchte ich im Folgenden einen kurzen Einblick in die wichtigsten Entwicklungen geben.

Ihren Ursprung besitzt die wissenschaftliche Beschäftigung mit „Alternsprozessen, lebenslangen Veränderungen und Konstanten im menschlichen Erleben und Verhalten“ in Intelligenztests und Studien zur Lern- und Reaktionsfähigkeit (Schulze 1998: 55). Dabei zog vor allem die Wechsler-Intelligenzskala der 1940er Jahre große Aufmerksamkeit auf sich, indem sie einen Rückgang an Intelligenzleistungen jenseits des 30. Lebensjahres nachweisbar, verallgemeinerbar und somit auch bekannt machte. Aus dieser Erkenntnis entstand ein „Defizitmodell geistiger Entwicklung“ (ebd.: 56), das dem sichtbar körperlichen Leistungsabbau im Alter zu entsprechen schien. Kritisiert wurde das Modell, da Test und Studie offensichtliche Mängel in ihrer Durchführung aufwiesen. Dabei wurde insbesondere die homogene Auswahl an ProbandInnen sowie die Überbewertung des Alters neben anderen Determinanten wie Schulbildung oder einer stimulierenden Umgebung beanstandet (ebd: 57).[13]

In Bezug auf ebendiese Kritik und die Überlegung, inwiefern Lernleistung tatsächlich von sozialen Faktoren abhängt, entwickelte sich in den 1960er Jahren die sozial-gerontologische Forschung. Zu ihrem Hauptinteresse wurde der Zusammenhang zwischen sozialer Integration und subjektivem Wohlbefinden. Durch diesen Fokus erhoffte man sich Erkenntnisse über die optimale Anpassung an das Alter/n, was vor allem der Altenarbeit zugutekommen sollte. Die grundlegende Frage, die man sich dafür stellte, war: Welche Form sozialen Verhaltens gewährt im Alter die höchste Zufriedenheit (Minnemann 1994: 16)? Die anschließende Debatte spaltete die WissenschaftlerInnen in zwei große Lager: VertreterInnen der Disengagement-Theorie und VertreterInnen

13 Mittlerweile gilt der Wechsler-Intelligenztest als mehrfach modifiziert und schließt ebenfalls soziale Determinanten in die Auswertung mit ein.

der Aktivitätstheorie. Beide Theorien entwickelten sich etwa zeitgleich und stimmten in der Beobachtung überein, dass ältere Menschen häufig weniger Aktivität und soziale Kontaktpflege aufweisen als Personen im mittleren Lebensalter (Schulze 1998: 65). Die jeweiligen Erklärungen für dieses Phänomen gingen jedoch weit auseinander. So waren VertreterInnen der Disengagement-Theorie (Cumming & Henry 1961) der Überzeugung, dass die Reduktion sozialer Aktivitäten im Alter nicht nur erwünscht, sondern auch notwendig sei. Dabei entspreche sie einem Rückzug aus Verantwortungen und Normen, was dem alten Menschen angesichts seines bevorstehenden Lebensendes und der Abnahme von Fähigkeiten eine bessere Auseinandersetzung mit sich selbst ermögliche. Gesellschaft und Institutionen würden diese funktionale Loslösung wiederum unterstützen, wodurch das Disengagement zu einem wechselseitigen Prozess werde (ebd.).

Diesem Gedanken eines erwünschten sozialen Rückzuges im Alter widersprachen wiederum die VertreterInnen der Aktivitätstheorie (Tartler 1961). So sei der Rückzug vielmehr durch eine „Ausgliederung und Funktionsentleerung" (ebd.: 165) forciert, wie sie unter anderem im Rahmen der Pensionierung erfolge. Dabei münde eine entsprechende „soziale Isolierung und Funktionslosigkeit" (ebd.) des Alters auch in einer Abnahme des sozialen Prestiges und somit gleichzeitig in sozialen Belastungen, Passivität und Unzufriedenheit (ebd.). Voraussetzungen für ein positiv erlebtes Altern seien dementsprechend kontinuierliche Aktivität, soziales Engagement und ein damit einhergehendes „feeling of being needed" (Minnemann 1994: 18).

Im Laufe der Debatte bewirkten etliche theoretische Modifikationen sowie groß angelegte Studien letztlich eine Entschärfung beider Ansätze. Maßgeblich dafür wurde die noch heute anerkannte Bonner Gerontologische Längsschnittstudie (BOLSA), die von 1965 bis 1981 durchgeführt wurde. Sie untersuchte 220 ältere Personen unter psychologischen, medizinischen und soziologischen Aspekten. Das Fazit beinhaltete die deutliche Forderung nach einer differenzierten Sicht auf den Altersprozess. Demnach sei auch das soziale Handeln im Alter, egal ob es Aktivität oder Rückzug umfasse, durch individuelle Handlungsformen und Persönlichkeitsfaktoren bestimmt (vgl. Lehr und Thomae 1987).

Mit dieser Schlussfolgerung manifestierte sich zum ersten Mal die Widersinnigkeit, dem Altersprozess „generelle, unidirektionale oder lineare Veränderungen“ (Schulze 1998: 58) oder ein optimales soziales Verhalten zuschreiben zu wollen. So entstand in der anschließenden Hinwendung zu „persönlichkeits- und lebenslaufspezifischen Dispositionen des Individuums“ (Schulze 1998: 70) eine Vielzahl an neuen Theorien, durch die man das soziale Verhalten im Alter neu zu ergründen versuchte. Für den hiesigen Rahmen erachte ich jedoch lediglich zwei dieser Theorien als nennenswert: die Selektivitätstheorie von Laura Carstensen (1987) und die Kontinuitätstheorie von Robert Atchley (1989).

Dabei geht Erstere davon aus, dass wir im Laufe unseres gesamten Lebens immer selektiver in unserer Beziehungswahl verfahren, wodurch sich Sozialkontakte zwar mit der Zeit verringern, gleichzeitig aber deutlich an Wert und Qualität gewinnen (Carstensen 1987: 231). Dies ermöglicht uns angesichts begrenzter physischer Kapazitäten im Alter vor allem die individuelle Regulation und Einsparung sozialer und emotionaler Energie (ebd.: 232).[14]

Die Kontinuitätstheorie wiederum besagt, dass Menschen ab dem mittleren Erwachsenenalter ihre Handlungen so anpassen, dass persönliche Kontinuitäten beibehalten werden können (Atchley 1989: 183). Dabei unterscheidet Atchley zwischen inneren Kontinuitäten (wie persönlichen Fähigkeiten) und äußeren Kontinuitäten (wie sozialen Bezie-

14 Einen ähnlichen Erklärungsansatz bietet das Modell des sozialen Konvoi (als Netzwerk von Beziehungen mit unterschiedlichen Gewichtungen), in welchem der Mensch mit zunehmenden Alter seinen Platz verändert und somit neue Bindungen aufbaut sowie alte verliert (Berk 2011: 94).

hungen und der entsprechenden Unterstützung) (ebd.: 185 f.). In ihrer Kombination können sie dem alternden Individuum helfen, persönliche Stärken zu fokussieren und beizubehalten und somit auftretende Defizite zu minimieren (Atchley 1989: 186).

Was diese theoretische Entwicklung und das damit einhergehende neue Verständnis des Alter/ns als „individuell gestaltbar, entwickelbar und daher auch immer anders möglich" (Schulze 1998: 77) also zum einen bewirkt haben, ist, dass die Multidimensionalität, Multidirektionalität und Plastizität von Alternsprozessen in das Zentrum der gerontologischen Forschung gerückt sind (Kruse & Martin 2004: 9). Zum anderen machen sie deutlich, dass ein Kompetenzmodell des Alters entstanden ist, das entsprechende Kompetenzen, Fähigkeiten und eine Proaktivät (vgl. Wahl et al. 2008: 13) in den Mittelpunkt der Altersbetrachtung stellt. So öffnet sich der Blick für „compensatory strategies" (Kasnitz & Shuttleworth 1999: 4), „protektive Faktoren" (Weiss 2006: 37) und Stärken des Alters, die in Anbetracht des Defizitmodells der 1940er Jahre wenig bis keine Berücksichtigung fanden. In diesem Sinne wird nicht nur ein häufiger Anstieg von Wissen und Lebensweisheiten genannt (Hausmann 2005: 83 f.), sondern zum Beispiel auch die Bedeutung von Resilienz (psych. Widerstandskraft) gegenüber der Vulnerabilität (Verwundbarkeit) (Eeuwijk & Obrist 2006: 12) oder gar eine zunehmende Leidenschaft für Moral und Kreativität (Savishinsky 2001). Dabei darf die Betonung dieser potenziellen Stärken nicht über den in diesem Rahmen eigentlichen Sinn des Wortes Kompetenz hinwegtäuschen. So werde unter einer solchen Kompetenz laut Gerontologen Urs Kalbermatten (2004) eine Lebenshaltung verstanden, bei der es gelte, „die Handlungsräume und Entwicklungspotenziale des Alters zu nutzen" und sich gleichzeitig bewusst mit den „Anforderungen des Alterns" sowie der „Endlichkeit des menschlichen Lebens" auseinanderzusetzen (Kalbermatten 2004: 121). Kompetentes Handeln zeichne sich somit beispielsweise dadurch aus, „dass man die Begrenztheit steter Kompensation von Defiziten einsieht, diese auch als Faktum akzeptieren lernt und sich neuen Handlungen zuwendet". Folglich sei Kompetenz kein wertender Begriff, sondern abermals auf das Individuum abgestimmt (ebd.).

Was lässt sich aus diesem chronologischen Abriss einer Theoriebildung zum Alter/n nun für die entsprechende Kommunikation schließen? Folgern lässt sich, dass Physis, Psyche und Kontext im Alter stets Veränderungen durchlaufen und somit auch die Kommunikation zwangsläufig eine „andere" wird. Sie ist jedoch nicht besser oder schlechter, sondern schlichtweg individuell und situativ angepasst.

Um diese „andere", angepasste Form der Kommunikation im Alter näher zu betrachten, scheint es unausweichlich, sich drei großen Begriffen zu widmen, die heutzutage oftmals zusammen gedacht werden.

2.4 Alter, Kognition und Demenz

Dass diese Begriffe in ihrer Aneinanderreihung einen so sinnvollen und auch interessanten Zusammenhang ergeben, sagt etwas Wesentliches über die Wahrnehmung des Alter/ns innerhalb unserer Gesellschaft aus: Trotz wissenschaftlicher Erkenntnisse, die differenzieren und aufklären, konfrontiert das Alter/n die Individuen mehr als je zuvor mit der Sorge um das wohl wichtigste moderne Gut: die Kognition. Dabei besitzen kognitive Ressourcen mittlerweile sowohl eine extrem hohe subjektive als auch gesellschaftliche Relevanz (Martin & Kliegel 2005: 141), was laut Pflegewissenschaftlerin Jan Dewing eine „hypercognitive culture" schaffe (Dewing 2002: 159), in der das Gehirn zum Inbegriff für Leistung, Selbstständigkeit und Identität wird (Martin & Kliegel 2005: 141).[15] Entsprechend emotional reagieren Individuen auf vorherrschende

15 Sehr eindrücklich dazu ist Fernando Vidals *Brainhood, anthropological figure of modernity* (2009).

Altersbilder der „Leistungsunfähigkeit, Verkalkung, Schwäche" (Schulze 1998: 58), die dem Defizitmodell entspringen und „einen unvermeidlich physischen und psychischen Abbau mit zunehmendem Alter" (ebd.) vorhersagen. Verstärkt wird diese Unsicherheit und Sorge durch die starke mediale Bearbeitung gewisser Krankheiten wie der Demenz, die bei vielen das Bild einer unerklärlichen „Kernschmelze der Persönlichkeit" (Krasberg 2013: 182) oder einer „one-way journey downhill" erzeugt (Taylor 2010: 30).

Diese emotionale Wahrnehmung des Alters, die den kognitiven Veränderungen eine große Bedeutung einräumt, prägt die öffentliche Auseinandersetzung mit Alter, Kognition und Demenz, aber auch die Kommunikation jener, die sich direkt mit diesen Dingen konfrontiert sehen. Wie nimmt sich ein alter Mensch unter diesen Voraussetzungen selbst wahr? Kommuniziert er weiterhin ungehemmt oder wird er durch Stereotype beeinflusst? Wie begegnen ihm andere? Wie wird Alter heutzutage tatsächlich gelebt?

Um diesen Fragen empirisch auf den Grund zu gehen, werde ich eine kleine imaginäre „Reise" durch Orte der Empirie unternehmen. Lohnenswert ist diese „Reise" zum einen, da auf diese Weise die sehr karge Literatur zur Kommunikation *zwischen* SeniorInnen im Pflegeheim durch aussagekräftige Studien in ähnlichen Kontexten ergänzt werden kann. Zum anderen ermöglicht mir dieses Vorgehen eine schrittweise Behandlung der Themen Alter, Kognition und Demenz, indem ich mich vom Kontext des privaten Haushaltes, über öffentliche Begegnungsstätten bis hin zum Pflegeheim bewege. Dadurch offenbaren sich nicht nur allgemeine Erkenntnisse zur Kommunikation im Alter, sondern auch spezifische Verhaltensweisen in Institutionen sowie bei Krankheit. Die Mehrheit der aktuellen Studien wurde dabei von LinguistInnen und KommunikationswissenschaftlerInnen durchgeführt. Lediglich einen Teilbeitrag habe ich vonseiten VertreterInnen der Ethnologie, Pflegewissenschaft, Psychologie, des Journalismus und der Sozialwissenschaft ziehen können.

Eine kurze imaginäre „Reise" durch Orte der Empirie

Die „Reise" beginnt im privaten Haushalt, der häufigsten Wohnform im Alter (vgl. BMFSFJ 2016), und Barbara Schulzes *Kommunikation im Alter. Theorien – Studien – Forschungsperspektiven* (1998). Darin stellt sie fest, dass die zu Hause ausgeübten Freizeitaktivitäten im Alter grundsätzlich zunehmen.[16] Dies betreffe vor allem den Medienkonsum (Schulze 1998: 314), der neben der Primärkommunikation mit Menschen eine Sekundärkommunikation darstelle. Gleichzeitig steige die Bedeutung familiärer und freundschaftlicher Beziehungen, wobei soziale Kontakte nicht nur gepflegt, sondern ebenfalls neu aufgenommen werden (ebd.: 313).[17] Dabei werde die entsprechende Häufigkeit der Kontakte laut Stosberg und Blüher wiederum „naturgemäß" durch die Erreichbarkeit der einzelnen InteraktionspartnerInnen bestimmt (Stosberg & Blüher 2006: 342). Ob sich ein Individuum für eine Primär- oder Sekundärkommunikation entscheide, hänge Schulze zufolge stark von seinem Blick auf die Zukunft ab. Falle dieser zunehmend negativ aus, könne er die Erwartungen an soziale Kontakte herabsetzen und somit einen Rückzug aus Primärkommunikationen zur Folge haben (Schulze 1998: 309 f.). Dass die individuelle Wahrnehmung von Zeit eine große Rolle in der entsprechenden Kommunikation einnimmt (ebd.: 314), beschreibt auch Ethnologe Haim Hazan in seiner *Anthropology of Time* (1984). Dabei zieht er am Beispiel einer Altentagesstätte für jüdische SeniorInnen in London eine direkte Verbindung zwischen zeitlicher Orientierung und sozialer Organisation, die sich in unterschiedlichen Kontexten und Lebensphasen dynamisch und multipel verändere.

---

16 Das Bundesministerium für Familie, Senioren, Frauen und Jugend gibt an, dass sich mehr als 50 Prozent der SeniorInnen mindestens 20 Stunden pro Tag in ihrer Wohnung aufhalten (BMFSFJ 2016).

17 Martin und Kliegel verweisen hierbei auf die höhere Intensität sozialer Beziehungen bei Frauen. Im größeren Beziehungsnetzwerk unterhalten sie jedoch nicht nur mehr positive, sondern auch mehr negative Beziehungen (Martin und Kliegel 2005: 183 f.).

Begeben wir uns nun zur nächsten Station unserer „Reise“ – eine Weiterbildungseinrichtung für Jung und Alt. Dort untersuchte Kommunikationswissenschaftlerin und Linguistin Caja Thimm das kommunikative „normale Altern“, das heißt „das alltägliche, weniger auffällige Kommunizieren älterer Menschen“ (Thimm 2000: 15), indem sie das Kennenlernen von Frauen[18] in den Dialogkombinationen „alt/alt, alt/jung, jung/jung“ beobachtete (alt: 60–85 J.; jung: 24–35 J.) (ebd.: 35). Dabei stellte sie fest, dass das Alter als soziale Kategorie in allen Kommunikationen eine wesentliche Rolle spielte (ebd.: 209). So machten die älteren Frauen ihr numerisches Alter sowie problematische Lebensereignisse stets explizit zum Thema und nahmen eine dominante Gesprächshaltung gegenüber den Jüngeren ein (ebd.: 190 f.). Dabei offenbarten sie ein deutliches „switching in and out of the category“ (ebd.: 319), indem sie sich je nach Dialogkombination zeitweise mit ihrer lebenserfahrenen Altersgruppe identifizierten und solidarisierten oder sich aber gegen negative Altersstereotype abzugrenzen versuchten. Aus diesem Verhalten schließt Thimm eine Möglichkeit, die eigene soziale Identität zumindest teilweise und situativ selbst zu konstruieren (ebd.: 214) – ein Verhalten, das an das Stigma-Management in Goffmans *Stigma. Über Techniken der Bewältigung beschädigter Identität* erinnert (Goffman 1996). Dabei wird deutlich, inwiefern Altersstereotypen nicht nur das Selbstbild der älteren Frauen, sondern auch deren kommunikative Beziehungen beeinflussen (Thimm 2000: 43).

Ziehen wir weiter zum Schauplatz einer Altentagesstätte. Als „altershomogene“ Institution (Schulze 1998: 44) gehört sie zu jenen Einrichtungen, die laut Schulze nur von einem geringen Teil älterer Menschen beansprucht werden. Genannte Gründe der Ablehnung seien die Gleichaltrigkeit der BesucherInnen sowie die Programminhalte, wodurch die-

18 Unabhängig ihres Interesses für die Determinante Geschlecht verweist Thimm auf die stark weibliche Zentrierung in allen Bereichen der Altersforschung. Dies sei ein Defizit, liege aber an der zahlenmäßigen Überlegenheit alter Frauen (Thimm 2000: 147).

jenigen, die solch eine Einrichtung dennoch aufsuchen, als besonders kontaktfreudig gelten können (ebd.). Auch Linguistin Margitta Lambert, die dort die Etablierung von Nähe durch Kommunikation erforschte, beschreibt ihre ForschungspartnerInnen (74–88 J.) als aktiv, selbstständig und selbstbewusst (Lambert 1997: 55). Dabei machte sie in deren Gesprächen ein „hochritualisiertes, kontrolliert-submissives Verbalverhalten" aus (ebd.: 52). Dieses zeichnete sich durch verkrampfte Sympathie, freundlichen Respekt und aufgesetzte Unterwürfigkeit aus. So beinhaltete es vor allem Wiederholungen (Formeln, Wendungen, Komplimente), Verhüllungen (sprachlich und emotional), eine reduzierte Themenvielfalt mit häufigem Rückzug auf „harmlose" Themen (z. B. das Wetter) (ebd.: 94) sowie die bemühte Vermeidung von Gesprächspausen oder -flauten (ebd.: 126). Zur Erklärung dieses Verhaltens nennt Lambert zwei Gründe. Zum einen diene es der „Abfederung" von Begegnungsängsten und -gefahren, die in der zeitlichen Begrenztheit der Kontakte intensiviert werden (ebd.: 52). Zum anderen sei es auf die Sozialisation der Frauen zurückzuführen. So geht Lambert ausführlich auf eine „geschlechtshierarchische Erziehung" in einem „meist berührungsarmen, möglicherweise sogar dysfunktionalen Elternhaus im Rahmen einer autoritätsfixierten Gesellschaft" ein (ebd.: 54). Diese habe eine „weibliche Sprechangst" gefördert und sorge im Alter unter Umständen erneut für Blockaden und kommunikative Befangenheit (ebd.: 135). Um das „ureigene Bedürfnis" (ebd.: 8) nach Nähe trotz aller Ängste und Normen zu befriedigen, bediene man sich jener harmonisierenden Kombination aus Höflichkeit, Ritual und indirektem Sprechen.

Kommunikation im Pflegeheim

Kommen wir nun zur letzten Station und zum Ziel unserer „Reise": dem Pflegeheim. Es nimmt unter all den genannten Schauplätzen der Kommunikation von SeniorInnen eine klare Sonderrolle ein. So beherbergt es nicht nur eine viel größere Anzahl von SeniorInnen für eine viel längere Zeit, sondern auch Personal und Angehörige, die zum Alltag dazuzurechnen sind. Dementsprechend bietet sich eine beachtliche Menge, Vielfalt und Routine an Kommunikation. Wissenschaftlich wurde dieser Themenbereich bislang nur sehr ungleichmäßig behandelt. So fand insbesondere die Interaktion zwischen PflegerInnen und BewohnerInnen im Rahmen der Pflegewissenschaften ausführliche Betrachtung. Die Kommunikation *zwischen* BewohnerInnen ist allerdings immer noch stark vernachlässigt. Auf Basis der bereits genannten Beispiele von Altenkommunikation, versuche ich nichtsdestotrotz jene wissenschaftlichen Daten zusammenzuführen, die Rückschlüsse über das kommunikative Verhalten von BewohnerInnen zulassen.

Beginnen möchte ich dabei mit subjektiven Eindrücken von WissenschaftlerInnen, die starke kommunikative Befremdung im Pflegeheim erfuhren, ohne diese jedoch zu ihrem Schwerpunktthema zu machen. So erwähnte der Ethnologe Jules Henry bereits 1966 in seinem kritischen Werk *Culture Against Man* die große Stille in Alteneinrichtungen. Diese sei ganz natürlich, schreibt er sarkastisch, denn „a tomb for the living should be silent" (Henry 1966: 393). „These patients are not silent because they are too sick to move but because hospital 'life' (…) *does* something to them." (ebd.: 394; Herv.: VC). Die Stille sei so unter anderem ein Indiz für die verebbende Menschlichkeit innerhalb der Einrichtung (ebd.: 404). Auch Koch-Straube bezeichnet das Pflegeheim in ihrer Arbeit fast dreißig Jahre später als einen „Ort verkürzter Sprache oder des Verstummens" (Koch-Straube 1997: 11). Manche in sich versunkene BewohnerInnen scheinen ihr wie „Felsbrocken in der Wüste" (ebd.: 306) oder „als wären sie nicht mehr von dieser Welt" (ebd.: 69). Dementsprechend mutmaßt sie über „innere Wanderungen" (ebd. 71), den „Rückzug in imaginäre Lebenswelten" (ebd. 68) oder die schützende „Flucht in einen inneren Raum" (ebd.: 71).

Beide Beschreibungen zeugen also von der dominanten Präsenz der Stille und des Schweigens innerhalb des Pflegeheimes. Wenngleich diese

Beobachtungen einem allgemeinen Eindruck des Heimalltages entsprechen mögen, macht die Art ihrer Darstellung etwas Wesentliches deutlich: dass auch die wissenschaftliche Beschreibung von Kommunikation im Pflegeheim vielen vorgefertigten Mustern und Emotionen unterliegt. So offenbart die bild- und rätselhafte Darstellung von Henry und Koch-Straube und deren Interpretation von Tiefgründigkeit, Abkehr und Unmenschlichkeit verbreitete Wahrnehmungsmuster zum Schweigen und Alter, die wir bereits im zweiten Kapitel dieser Arbeit kennenlernten. Die starke Anteilnahme, die dadurch beim Leser angeregt wird, ermöglicht mir einen eindrücklichen und gleichzeitig kritischen Einstieg in den Kontext Pflegeheim.

Um die besagte Stille, das Schweigen und die Auswirkung des Pflegeheimes auf die Kommunikation seiner BewohnerInnen im Folgenden näher zu beleuchten, versuche ich drei Kommunikationshindernisse nachzuvollziehen, derer sich Linguistin Svenja Sachweh bedient. So nennt sie 1. die sich häufig verschlechternde Leistung der Sinnesorgane, 2. die häufige Isolierung von der Umwelt und 3. die selbstregulativen Konventionen des Heimes (Sachweh 1999: 47 f.). Sehen wir uns diese Hindernisse etwas genauer – wenn auch unter leicht abgewandelten Überschriften – an.

Psychisch-physische Veränderungen

Das erste Kommunikationshindernis der sich verschlechternden Leistung der Sinnesorgane bezieht sich bei PflegeheimbewohnerInnen insbesondere auf Schwerhörigkeit und Sehbehinderung. Mit der Schwerhörigkeit gehen dem Individuum ganze Frequenzbereiche verloren, wodurch visuelle Informationen stark an Bedeutung gewinnen. Häufig leugnen Schwerhörige ihre Behinderung (Sachweh 2005: 141), indem sie die Schuld für Verständigungsprobleme bei anderen suchen, mit Gesprächsfloskeln ein Verstehen vorspielen oder die Schwerhörigkeit als natürlichen Bestandteil des Alterns abtun (Sachweh 2005: 142; Uhlig

2012: 74). Dementsprechend ist die Behinderung weniger sichtbar und wird von GesprächspartnerInnen häufig nicht erkannt oder rasch vergessen. Falls sie doch Beachtung findet, wird darauf meist mit einer Erhöhung der akustischen Lautstärke reagiert, was zu einer noch größeren Verzerrung des Klanges beim Schwerhörigen und zur Unverständlichkeit der Nachricht führt. Dabei kann selbst ein gut eingestelltes Hörgerät keinen vollständigen Ausgleich leisten (Sachweh 2005: 140).

Blindheit und Sehbehinderung zählen ebenfalls zu den alterstypischen Erkrankungen. Darunter fallen vor allem der senile Katarakt (grauer Star), das Glaukom (grüner Star), die Makuladegeneration und die diabetische Retinopathie (ebd.: 159). Sie können zu einer Abnahme der Sehschärfe, einer Trübung der Linse oder zur vollständigen Erblindung führen. Folglich wird die Unterhaltung für manche Betroffenen zur einzigen Beschäftigungsmöglichkeit. Dabei erweist sich vor allem die visuelle Kontaktaufnahme mit anderen als Herausforderung, da es zunehmend schwer wird, sich der Gesprächsbereitschaft des Gegenübers zu vergewissern. Ähnlich anspruchsvoll gestalten sich dann auch Gespräche, in denen die Individuen häufig auf nonverbale Informationen verzichten müssen (ebd.: 163).[19]

Neben Schwerhörigkeit und Sehbehinderung nennt Sachweh weitere „kommunikationsbehindernde Erkrankungen" (ebd.: 11), die im Pflegeheim vermehrt anzutreffen sind. Dazu zählt sie in erster Linie Aphasie, Parkinson, Depression und Demenz. Dabei ist die Aphasie (griech.: Sprachlosigkeit) eher eine Störung als eine Erkrankung, die erst als Begleiterscheinung einer zerebralen Schädigung oder Erkrankung auftritt. Als häufige Ursache dafür gilt der Schlaganfall, der graduell unter-

---

19 Zum Verständnis multipler kommunikativer Beeinträchtigungen im Alter lohnt sich der Blick in den Ratgeber *Visuelle Kommunikation für Menschen mit Demenz* (2009) der Designerin Petra Breuer, in welchem sie unter anderem Farbfolien zum Nachvollziehen visueller Veränderungen anbietet.

schiedliche Sprachbeeinträchtigungen bewirkt (vgl. DBL 2013), laut Sachweh aber oftmals zu einem „mehr oder minder vollständigen" Verlust der Sprachfähigkeit führe (Sachweh 2005: 203). Im Gegensatz dazu erleben Personen, die an Parkinson leiden, ab einem bestimmten Stadium eine Störung ihrer Sprechfähigkeit. Dabei sind die motorischen Strukturen so stark von der Krankheit betroffen, dass Bewegungsabläufe nicht mehr reibungslos erfolgen können (ebd.: 191). Auch die Depression kann letztlich zu einer erschwerten Kommunikation führen, da sie das Sozialverhalten der Betroffenen radikal verändert. So verlieren diese nicht nur häufig das Interesse an anderen Menschen, sondern lassen sich auch vermehrt „gehen" und ziehen sich zurück (ebd.: 178 f.).

Demenz

Die wohl wichtigste und auch bekannteste Erkrankung, die sich im Alter auf die Kommunikation auswirkt, ist und bleibt jedoch die Demenz. Laut Sachweh beschreibt sie „den fortschreitenden, jedoch in unterschiedlicher Geschwindigkeit vonstattengehenden Verlust aller intellektuellen Fähigkeiten" (Sachweh 2005: 237). Unterscheiden müsse man ihr zufolge mindestens zwischen zwei Haupttypen:[20] 1. die häufigere Alzheimer-Demenz, die auf einem allmählichen Abbau von Nervenzellen basiert und daher eher schleichend auftritt und 2. die vaskuläre Demenz/Multi-Infarkt-Demenz, die eher plötzlich durch kleinere Schlaganfälle und ein Absterben unterversorgter Hirnbereiche entsteht.

Obwohl die Demenz sehr individuell verläuft und in ihrer Auffälligkeit stark vom Verhalten der Umwelt abhängt (ebd.), gibt es verbreitete Symptome, die als kommunikativ relevant gelten können. So sind Menschen mit einer Demenz oft weniger kontrolliert, was ihre Gefühle anbelangt

20 Die Deutsche Gesellschaft für Psychiatrie, Psychotherapie und Nervenheilkunde et al. unterscheiden in ihrer „S3-Leitlinie ‚Demenzen'" zwischen sechs Kategorien der Demenz (DGPPN 2009).

(Affektinkontinenz) – Gesten der Zu- und Abneigung gegenüber anderen werden unmittelbarer. Zudem wiederholen sie häufig Tätigkeiten und Worte, was Sachweh mit einem erhöhten Sicherheitsbedürfnis gegenüber sich selbst und der Umwelt erklärt. Auffällig sind ebenfalls Wortfindungsstörungen. Dabei werden die Sprachschwierigkeiten mit dem Fortschreiten der Krankheit immer gravierender, wodurch die Äußerungen für einen Hörer zunehmend inhaltsleer werden. Dementsprechend wird die Kommunikation auf emotionaler Ebene deutlich effektiver (Sachweh 2005: 239 ff.), ein Aspekt, den auch Ethnologin Ulrike Krasberg in ihrer Forschung in Demenzwohngruppen stark macht (Krasberg 2013).[21]

Sachweh schließt das Kapitel der kommunikationsbehindernden Erkrankungen mit der Erkenntnis, dass das Gesprächsverhalten der alten Menschen „mehr oder weniger nicht [mehr] den in der normalen Alltagskommunikation befolgten Grice'schen Gesprächsmaximen (…) der Quantität, Qualität, Relevanz etc." entspreche (Sachweh 1999: 271). Zusätzlich würden die meisten Alterserkrankungen in ihrem Endstadium zu einem völligen Verlust der Sprachfähigkeiten und zum Verstummen der Betroffenen führen (Sachweh 2005: 269).

Isolierung und Meidung

Die wohl eindeutigste Isolierung, die einen Heimbewohner betrifft, umfasst die Distanz zu seiner vorherigen Umwelt, welche in der Regel bis zum Ende seines Lebens anhält. Hinzu kommt die Distanz zur Außenwelt, da das Verlassen des Heimes für den Bewohner zu einer Seltenheit wird und somit Erfahrungen und Erlebnisse von „draußen" „zurückweichen" (Koch-Straube 1997: 65). Die Welt eines Bewohners „schnurre" so auf Dauer zusammen (ebd.: 54).

21 Zur weiterführenden Lektüre empfiehlt sich Corry Boschs *Vertrautheit. Studie zur Lebenswelt dementierender alter Menschen* (1998), in der sie der Frage nachgeht, wie Menschen mit einer Demenz ihre Wirklichkeit erleben.

Doch auch innerhalb des Heimes ergeben sich häufig isolierende Dynamiken, welche die BewohnerInnen dazu veranlassen, sich voneinander zu distanzieren. So können BewohnerInnen im Rahmen einer Erkrankung oder auch anderen, sehr individuell empfundenen Einschränkungen eine gewisse Abwehrreaktion entwickeln, die langfristig zu einem sozialen Rückzug führt (Hausmann 2005: 44). Dabei vermitteln gewisse innere oder äußere Zustände eine so große Bedrohung für die subjektive Freiheit, dass sie einen „unangenehmen inneren Spannungszustand" (ebd.: 42) schaffen, den PsychologInnen als Reaktanz bezeichnen. Betroffene wirken dabei nicht selten mürrisch oder gereizt und versuchen, die verlorene Freiheit nach Möglichkeit aktiv wiederherzustellen. Hält diese Abwehrreaktion aufgrund der empfundenen Unkontrollierbarkeit der eigenen Situation längere Zeit an, kann sie zur sogenannten „erlernten Hilflosigkeit" (ebd.: 44) führen. Dabei messen die Betroffenen dem eigenen Verhalten keinen Einfluss mehr bei, probieren keine neuen Verhaltensweisen mehr aus und empfinden zunehmend negative Gefühle wie Traurigkeit, Ängstlichkeit oder Depression. Infolgedessen reden sie meist nur einsilbig, leise und langsam, wodurch sie auf Außenstehende entsprechend teilnahmslos und in sich zurückgezogen wirken (ebd.).[22]

So deutet sich bereits an, inwiefern individuelle Einschränkungen und Erscheinungen nicht nur Auswirkungen auf die Wahrnehmung und das Verhalten der jeweiligen Betroffenen, sondern auch auf jene der außenstehenden MitbewohnerInnen haben können. Dabei müssen sich Letztere neben kognitiven Besonderheiten und Stimmungen, gegebenenfalls auch mit optischen Erscheinungen, wie Lähmungen, Tumoren oder einem vernachlässigten Äußeren, ihrer Gegenüber auseinanderset-

22 Laut Infratest beobachteten PflegerInnen im Jahr 2005 bei 29 % der BewohnerInnen von vollstationären Alteneinrichtungen eine „häufige" und bei 27 % eine „gelegentliche" Antriebsarmut und Niedergeschlagenheit (Schneekloth 2006: 19).

zen. Während Henry daraus folgert, dass „the more distorted a person, the greater the tendency of others to withdraw from him“ (Henry 1966: 84), weiß Goffman zu differenzieren. So hänge eine potenzielle Stigmatisierung des Betroffenen unter anderem vom Grad der Sichtbarkeit und der Auffälligkeit einer entsprechenden Normabweichung sowie vom Wissen um dieselbe ab (Goffman 1996: 67). Dabei scheint im Rahmen der Interaktion in Alteneinrichtungen vor allem der Kontakt mit kognitiven Beeinträchtigungen anderer eine zentrale Rolle zu spielen. Dieser schrecke Berlé zufolge viele der BewohnerInnen ab und mache infolgedessen aggressiv, da man schließlich selbst einmal „‚so‘ werden“ und „Wesensveränderungen“ in der Begegnung „sozusagen vorweg erleben“ könne (Berlé 1992: 63).[23] Savishinsky wiederum schreibt:

> *„To be around such individuals was to run the risk of being seen in the same light as them: it was guilt, or diagnosis, by association. Some residents consequently tried to avoid victims, just as certain sufferers denied their own condition as a way of maintaining a positive identity.“ (Savishinsky 1991: 125)*

Dass physische und psychische Veränderungen und Einschränkungen jedoch nicht die alleinigen Auslöser für eine gegenseitige Meidung sein können, zeigen die vielen Beobachtungen von sehr persönlichen Auseinandersetzungen zwischen PflegeheimbewohnerInnen. Diese „Imageverletzungen und aggressiven Selbst- und Fremdabgrenzungen“ (Lambert 1997: 9) äußern sich in der distanzierten Bezeichnung anderer als Langweiler, Tratschtanten oder kommunikativ nicht ebenbürtig (Lubinski et al. 1981) oder aber in offenen Konfliktsituationen, deren Prävention und

---

23 Da mit 53 % die Mehrheit der Alteneinrichtungen in Deutschland integrativ sind (Schneekloth 2006: 8), also Menschen mit Demenz und ohne Demenz zusammen betreuen, zählt solch ein Kontakt zur Regel.

Behandlung zum Grundlagenwissen eines jeden Pflegebuches gehören (vgl. Knobling 1999). Doch warum zählen Konflikt, Abgrenzung und Meidung zu den typischen Phänomenen des Heimalltages?

Erklärungsansätze wagen unter anderen Psychologin und Sozialwissenschaftlerin Christine Schönberger (1999), Linguistin Margitta Lambert (1997) und Sprachtherapeutin Rosemary Lubinski (1988). So beschreibt Schönberger dieses Verhalten als eine direkte Folge der geringen sozialräumlichen Differenzierungsmöglichkeiten innerhalb des Heimes (Schönberger 1999: 73), wodurch ihm laut Lambert wiederum eine friedenssichernde Funktion zukomme, indem es vor existenzbedrohendem sozialem Stress schütze (Lambert 1997: 367). Lubinski hingegen führt die kommunikative Abgrenzung auf ein sehr viel natürlicheres Motiv zurück: „Patients want to talk to 'normal' persons who are interesting, take the time to interact, and listen actively." (Lubinski 1988: 295)

Entsprechend bekannt ist so auch die Vorliebe vieler BewohnerInnen Unterhaltungen mit PflegerInnen und Angehörigen zu führen. Doch auch sie können die kommunikativen Erwartungen der BewohnerInnen nur selten erfüllen. So ist die Kommunikation mit den PflegerInnen nicht nur zeitlich begrenzt, sondern dient insbesondere dem „Hier und Jetzt des Pflegegeschehens" (Sachweh 1999: 271).[24] Selbst die Besuche der Angehörigen – „emotional high points for most residents" (Perkinson 2003: 248) – sind Psychologin Barbara Dieris zufolge kein Garant für eine zufriedenstellende Kommunikation. So gehe es in entsprechenden Gesprächen oftmals um die Vermeidung „des Eigentlichen" (Themen wie der Tod, das Sterben oder das Pflegeheim) wobei das Schweigen eine zentrale Rolle spiele oder aber um das Reden von „Klartext", was

24 Charakteristisch für die Kommunikation während einer Pflegehandlung sind zudem vor allem der häufige Wegfall von Blickkontakten (Sachweh 2005: 33), der Einsatz von Babysprache und Humor (ebd.: 117), sowie der monologische Verlauf aufgrund der Passivität von BewohnerInnen (Sachweh 1999: 272).

gewohnte Kommunikationsregeln zugunsten einer „deftigen Wortwahl" außer Kraft setze (Dieris 2009: 78).

Strukturen des Heimes

Die selbstregulativen Konventionen des Heimes bilden das dritte und verbleibende Kommunikationshindernis, das Sachweh in ihren Forschungen ausmachte. Sie stellen Verhaltensregeln dar, die potenzielle Störungen sowohl vermeiden als auch beheben sollen und betreffen somit BewohnerInnen als auch Personal.

Dabei rühren diese Verhaltensregeln grundsätzlich von recht unterschiedlichen Stellen, wie dem länderspezifischen Heimrecht, dem gesetzlich geregelten Heimvertrag, den spezifischen Hausregeln, den „impliziten Normvorstellungen des Personals" (Schönberger 1999: 69) und einer alledem inbegriffenen Notwendigkeit einer Patientenrolle. Während Heimrecht und Heimvertrag dem Bewohner das Recht auf die Leistungen des Pflegeheimes sichern sollen, verlangen Hausregeln, Normvorstellungen des Pflegepersonals und die Patientenrolle wiederum dessen bereitwillige Anpassung im Rahmen des Pflegealltages. Letztere forderte bislang vor allem eine „weitgehende Passivität des Verhaltens, ein hohes Maß an Unterordnungsbereitschaft" und das „Vertrauen auf die Kompetenz des Fachpersonals" (Voss 1990: 42), woraus für den Bewohner eine spezifische Normierung seiner Handlungsmöglichkeiten entsteht (Sachweh 1999: 40).[25]

25 Dass und inwiefern sich die Patientenrolle in den vergangenen zwanzig Jahren gewandelt hat, beschreiben die Psychologen Hans-Wolfgang Hoefert und Christoph Klotter in ihrem Sammelband *Wandel der Patientenrolle. Neue Interaktionsformen im Gesundheitswesen* (2011). Da sich die darin enthaltene institutionelle Analyse jedoch insbesondere auf die Bereiche Psychiatrie, Psychotherapie und Rehabilitation bezieht, ist fraglich, inwieweit diese Veränderungen in aktuellen als auch zukünftigen Bezug zum Pflegeheim zu setzen sind.

Dass sich diese spezifischen Regeln, Normen und auch Leistungen letztlich signifikant auf die Kommunikation auswirken, ist nachvollziehbar. Dabei zeigt sich zweierlei. Zum einen setzt sich das passive Verhalten, das vor allem die Abläufe der körperlichen Pflege erleichtern soll, laut vieler AutorInnen auch direkt im Gesprächsverhalten der BewohnerInnen fort. So warten viele lieber auf die Kommunikationsbereitschaft ihrer Gegenüber und scheuen die eigene kommunikative Initiative (Nussbaum 1990; Berlé 1992; Armstrong-Esther et al. 1994; Sachweh 1999). Zum anderen entstehen durch die festgelegte Ordnung und Routine des Pflegealltages gewisse „Dialog- und Interaktionsmuster" (Sachweh 1999: 40) in „gesprächsfreundlichen" als auch „gesprächsfeindlichen" Atmosphären (ebd.: 49), die in ihrer Gesamtheit zu einer maßgeblichen Eingrenzung von kommunikativer Spontaneität, Kreativität und auch Offenheit führen.

3 Gemeinschaft

Die Gemeinschaft ist der Begriff, der in dieser Arbeit das große Gegenstück zur Kommunikation darstellt und somit bereits etliche Male Erwähnung fand. Nichtsdestotrotz erfuhr er bislang nur eine partielle Behandlung, weshalb ich ihn im Folgenden schärfer umreißen möchte. Was macht eine Gemeinschaft im Allgemeinen und in meinem eigenen Verständnis aus?

3.1 Gemeinschaft als weites Feld

Im Allgemeinen kann die Gemeinschaft als Begriff gelten, der im alltäglichen Sprachgebrauch keine besonders kritische Hinterfragung erfährt und somit intuitiv und auch vielfältig Verwendung findet. Entsprechend spontan setzte ich ihn in den Titel dieser Arbeit ein, ohne zuvor eine Ahnung von meinen genauen Ergebnissen zu haben. Dabei genügten mir zu jenem Zeitpunkt zwei Fakten: erstens, dass sich eine Gruppe von SeniorInnen langfristig als NachbarInnen, MitbewohnerInnen und LebensbegleiterInnen in einem Haus einfindet und somit Raum, Zeit, Routine und Pflegebedürftigkeit miteinander teilt, und zweitens, dass in der Pflegepraxis und -theorie ebenfalls von einer „Hausgemeinschaft" sowie „Gemeinschaftsaktivitäten" die Rede ist. Der Begriff kann also als spontane und doch sehr rationale Zuschreibung meinerseits gelten.

Nachdem ich den Begriff in die Fragestellung eingefügt hatte, wurde mir jedoch bewusst, welch besondere Funktion er zu erfüllen vermochte. So stellt er zum einen eine hohe Spannung zum Phänomen des Schweigens her, die mir erlaubt, dem Leser die Skurrilität meiner Beobachtungen nahezubringen – Gemeinschaft und Schweigen, wie kann das sein? Zum anderen vermag sich der Begriff durch ebendiese Spannung selbst in Frage zu stellen: Ist eine Gemeinschaft unter diesen Umständen überhaupt vorhanden? Trifft die Beschreibung zu? Was macht eine Gemeinschaft überhaupt aus?

Dass die Frage nach der eigentlichen Bedeutung von Gemeinschaft durchaus legitim ist, unerschöpflichen Diskussionsstoff und auch Grund zur Verunsicherung bietet, zeigt sich an der Entwicklung des Begriffes. So gehörte er als sogenannte *koinonía* lange Zeit zur gehobenen Kultsprache der Griechen (Weber-Schäfer 1999: 22), bis er von Philosophen wie Platon und Aristoteles zum Zentrum der politischen und sozialen Diskussion um die Polis – der erhabensten Form der Gemeinschaft – gemacht wurde. Folglich bildete er nicht nur den Mittelpunkt der antiken Philosophie, sondern auch der Politik, Logik und Ontologie (ebd.). In der Moderne wurde dieses antike Verständnis einer Gemeinschaft als natürlicher Form des Zusammenlebens dann grundlegend in Frage gestellt. Auslöser dafür war der Soziologe Ferdinand Tönnies, der 1887 eine Unterscheidung zwischen natürlicher Gemeinschaft und künstlicher Gesellschaft traf (Tönnies 2012: 224 ff.). Dabei erklärte er die Erstere der Letzteren unter anderem durch Traditionalität, Nähe und Rückhalt als unbedingt überlegen (Gerhardt 2014: 140). Nach beachtlichem politischen Missbrauch dieser strengen Einteilung und der daraus resultierenden Glorifizierung der Gemeinschaft im Rahmen der Weimarer Republik und des Faschismus, bemühte sich der Soziologe Max Weber Anfang des 20. Jahrhunderts um eine Entschärfung der dichotomen Begriffsbildung. Dabei verwandelte er Gemeinschaft und Gesellschaft in idealtypische Prozessbegriffe der „Vergemeinschaftung“ und „Vergesellschaftung“, was den Fokus von der Naturmäßigkeit der Sozialformen auf die Dynamik der Motive verlagerte (Gerhardt 2014: 140 f.). Obwohl die Vergemeinschaftung auf subjektiv gefühlter Zusammengehörigkeit und die Vergesellschaftung auf einer rational motivierten Interessenverbindung basiere, beinhalte die Mehrzahl der Beziehungen letztlich beide Formen und Prozesse (Weber 1980: 21 f.).

Was diese Erkenntnis nun mit dem heutigen Gemeinschaftsverständnis macht, zeigt sich an den Einträgen in Wörterbüchern. So hat sie zum einen dazu geführt, dass eine strenge Trennung von Gemeinschaft und Gesellschaft unter anderem in Soziologie und Ethnologie weitestgehend obsolet geworden ist (Müller 2005: 146). Folglich findet man viele Querverweise zwischen Gemeinschaft und Gesellschaft, aber auch zur „Gruppe", „Familie" und „Population" (Panoff und Perron 2000: 95). Der Spielraum, der sich zu einer Interpretation ergibt, ist also entsprechend groß. Dies bedeutet jedoch nicht, dass es der Gemeinschaft an spezifischen Eigenschaften mangelt und ein willkürliches Verfahren mit den Begriffen legitimiert wäre. So grenzen die einzelnen Definitionen den Interpretationsspielraum durchaus ein, indem sie die prozesshaften Tendenzen Webers aufgreifen. So schreibt zum Beispiel Soziologe Winfried Gerhardt:

> *„Als Gemeinschaft (…) werden jene Formen des menschlichen Zusammenlebens bezeichnet, die auf einem* primär *emotional und/oder traditional bestimmten Zusammengehörigkeitsgefühl aller Beteiligten beruhen und durch eine zumindest* relative *Dauer gekennzeichnet sind." (Gerhardt 2014: 140; Herv.: VC)*

Ethnologe Wolfgang Müller spezifiziert dieses Zusammengehörigkeitsgefühl in seiner Definition, indem er ihm ein „hohes Maß an Kohäsion, Wir-Gefühl (…) und Gemeinsamkeit in Denken und Handeln" hinzufügt (Müller 2005: 146).

In Anbetracht dieser Definitionen mag meine spontane und doch sehr rationale Verwendung des Begriffes durchaus etwas unpassend und übereilt erscheinen. Führe ich den Leser also letztlich in die Irre, da ich durch den zentralen Einsatz des Gemeinschaftsbegriffes eine entsprechende Emotionalität der BewohnerInnen suggeriere, obwohl noch nichts bewiesen ist?

Meines Erachtens ist die Verwendung des Begriffes im Rahmen meiner Fragestellung nicht nur gerechtfertigt, sondern sogar sehr passend, weist sie doch auf eine wesentliche Besonderheit hin: dass der Gemeinschaftsbegriff im Rahmen des Pflegeheimes nämlich eine sehr kontroverse Rolle einnimmt. So ist er zum einen in Form der Zweckgemeinschaft und als Pflegebegriff eine rationale Zuschreibung von außen und zum anderen emotionale Ungewissheit, die es in jeder Institution letztlich neu zu klären gilt.

3.2 Die institutionalisierte Zweckgemeinschaft von SeniorInnen am Beispiel Pflegeheim

Die Gemeinschaftsform, die in jedem Fall auf BewohnerInnen eines Pflegeheimes zutrifft, ist die des Zweckes. Sie entsteht dadurch, dass sich hilfebedürftige Menschen, die meisten darunter hochaltrig,[26] aus Versorgungsgründen in der Institution Pflegeheim einfinden und somit zwangsläufig einem Zusammenleben mit Fremden anschließen. Dabei beinhaltet diese Versorgung laut Bundesministerium für Gesundheit eine „umfassende pflegerische und hauswirtschaftliche Betreuung" (BMG 2014) und schließt somit insbesondere die Leistungsbereiche der Verpflegung, Betreuung (z. B. Reinigung von Zimmer und Kleidung) und besonderen Pflegeleistungen (z. B. Unterstützung bei der Nahrungseinnahme, Körperpflege und Mobilität) ein.[27] Mit dieser Lösung

---

26 Hochaltrigkeit bezieht sich auf ein Alter von über 80 Jahren oder die Zugehörigkeit zu einer Kohorte, von der bereits die Hälfte der Mitglieder verstorben ist. Laut Infratest betrug das Durchschnittsalter von BewohnerInnen vollstationärer Alteneinrichtungen in Deutschland im Jahr 2005 81,8 Jahre (Schneekloth 2006: 11).

27 Dabei können die Leistungen von Heim zu Heim und von BewohnerIn (Pflegestufe X) zu BewohnerIn (Pflegestufe Y) stark variieren. In Hinblick auf die Pflegestufen lässt sich vereinfachend sagen, dass Pflegestufe I und II hauptsächlich Personen

alltäglicher Probleme (Esser 2000: 14), gehe Savishinsky zufolge auch die Leistung von „safety“ und „security“ einher (Savishinsky 2003: 105).

Der grundlegende Zweck der Versorgung erhält im Pflegeheim nicht nur höchste Priorität, sondern auch Sichtbarkeit. Sie offenbart sich in Pflegeroutinen, Essenszeiten, Rollenerwartungen und Hierarchien (Voss 1990: 2 ff.), aber auch in einer „institutionenspezifisch terminologisierten Umgangssprache“ (Sachweh 1999: 40): „Your walking becomes 'ambulation.' Your food becomes your 'diet.' Your eccentricities become your 'behaviors.' Your life becomes your 'record.'“ (Stafford 2003: 14)

Durch diese allgemeine und sehr auffällige Umstellung wird eines deutlich: dass die Gewährleistung des Versorgungszweckes im Pflegeheim eine starke Vereinheitlichung der BewohnerInnen und ihrer Bedürfnisse erfordert. In ebendieser Vereinheitlichung und Strukturierung, die einen „sozialen Gleichklang“ (Voss 1990: 4) schaffen soll, liegt der Ursprung intensiver und auch sehr moralischer Debatten (vgl. Schulz-Nieswandt 2012). So sehen sich etliche AutorInnen (u. a. Voss 1990; Hazan 2002; Stafford 2003; Schilder 2006) in ihrer Betrachtung des Heimes als „totale Institution“[28] (Goffman 1972), das diverse Parallelen zu Beschreibungen aus Foucaults Werk *Überwachen und Strafen. Die Geburt des Gefängnisses* (1976) aufweist, bestätigt. Folglich bezeichnet

---

umfassen, die täglich Unterstützung bei der Körperpflege, Ernährung und Mobilität benötigen sowie mehrmals die Woche hauswirtschaftlich versorgt werden müssen. In der Pflegestufe III hingegen, bedürfen die Personen rund um die Uhr einer Hilfe. Das Zweite Pflegestärkungsgesetz, das am 1. Januar 2016 in Kraft trat, sieht u. a. ein neues Begutachtungsverfahren in einer Umstellung auf fünf Pflegegrade vor. Diese sollen bis zum 1. Januar 2017 wirksam werden (BMG 2016).

28 „Eine totale Institution läßt sich als Wohn- und Arbeitsstätte einer Vielzahl ähnlich gestellter Individuen definieren, die für längere Zeit von der übrigen Gesellschaft abgeschnitten sind und miteinander ein abgeschlossenes, formal reglementiertes Leben führen.“ (Goffman 1972: 15) Als Beispiele nennt Goffman unter anderem Klöster, Krankenhäuser, Kasernen und auch Altersheime.

Stafford (2003: 9) das Schwesternzimmer als modernes Äquivalent des Panopticons[29] und Hazan (2002: 341) die Alteninstitution als solche als politisch inkorrekt und kulturell obsolet.

> *„In that sense, they provide cultural enclaves governed and run by known social rules but circumscribed as cosmological voids, annulling with it its own inhabitants. Both place and subjects, thus, become socially invisible." (ebd.: 329)*

Dass diese radikalen Vergleiche und Schlussfolgerungen BewohnerInnen übereilt zu „Insassen" mache, geben Pflegewissenschaftlerinnen Jan Reed und Valerie Payton (1996) sowie Sozialwissenschaftler Martin Heinzelmann (2004) zu denken. Dabei warnen Reed und Payton vor einer „einseitigen Sichtweise der Institutionalisierung als uniformen Prozess" (543 f.) und verweisen auf die aktiven Möglichkeiten der BewohnerInnen. So würden diese die institutionellen Grenzen durchaus neu aushandeln, reinterpretieren und unter Umständen eine angenehme Vertrautheit zu ihrer neuen Umgebung entwickeln (ebd.). Auch Heinzelmann schließt aus seiner Empirie, dass der Begriff der totalen Institution nicht mehr auf die gegenwärtigen Heime zutreffe, wodurch diese ihm zufolge zu „Pseudo-Totalen-Institutionen" würden (Heinzelmann 2004: 233). Darüber hinaus stellen auch das Heimrecht und die Statistiken von Infratest die Totalität des Heimes partiell in Frage. So beinhaltet Ersteres unter anderem Paragrafen zur Würde, Privatheit und Selbstbestimmung

---

29 Das Panopticon ist eine modellhafte Erfindung des Philosophen und Sozialreformers Jeremy Bentham, die in ihrer architektonischen Umsetzung eine Kontrolle und Disziplinierung im Gefängnis, dem Krankenhaus und der Schule des 18. Jahrhunderts vorsah. Sie gründete auf der Idee einer Raumaufteilung, die von einem zentralen Punkt aus eine Kontrolle durch Sichtbarkeit erlaubt, ohne dass der Beobachter dabei selbst gesehen werden kann. Im Original entwarf Bentham dafür einen Beobachter-Turm, der von einem ringförmigen Gebäude mit einsehbaren Zellen umschlossen ist (Ruoff 2013: 167).

des Bewohners (Landesrecht BW 2015), während Infratest zum Beispiel Entwicklungen im Ausbau des Bezugspflegesystems[30] und beim Einsatz von Bewohnerbeiräten dokumentiert (Schneekloth 2006: 7 ff.).

Doch was bedeuten diese Vermutungen, Tatsachen und Entwicklungen letztlich für eine Gemeinschaft? Bietet die Institution Pflegeheim genügend Raum und Flexibilität, um eine Zweckgemeinschaft möglicherweise zu überformen?

Eine empfundene Gemeinschaft auf Basis einer Zweckgemeinschaft?
Die wohl wichtigste Studie, die Licht in diese Frage bringen kann, ist die der Ethnologin Jeannie-Keith Ross. So versuchte sie bereits 1977 durch Teilnehmende Beobachtung in einer französischen Altenresidenz zu ergründen, ob das Alter zur Basis einer Gemeinschaft werden kann (Ross 1977: 1). Dabei sieht sie im gemeinsamen Territorium – der Institution – tatsächlich einen grundlegenden Auslöser für einen Gemeinschaftsprozess. Dieser sei jedoch recht statisch und somit Faktoren unterlegen, die ein intensiveres Wir-Gefühl erzeugen. Zu solchen Faktoren zählt Ross in erster Linie die sogenannten „background factors", wie die alternativlose Schicksalslage der BewohnerInnen, die Unumkehrbarkeit des Einzugs in die Institution, die Opfer, die für den Einzug erbracht wurden oder das Wissen um die gemeinsame Vergangenheit[31] – Faktoren also, die das Gefühl vermitteln, dass man nun „im selben Boot sitze" (Ross 1977: 8 ff.). Zum anderen machte Ross „emergent factors" aus – Faktoren zugunsten eines Wir-Gefühls, die sich erst mit der Zeit entwickeln. Dazu zählen insbesondere die Quantität und Qualität von Kontakten

30 Dieses System sieht die individuelle Zuordnung einzelner Betreuungskräfte zu BewohnerInnen vor (Schneekloth 2006: 7).

31 Vor allem die Kriegs- und Nachkriegszeit kann zu einem Auslöser für ein besonderes Zusammengehörigkeitsgefühl und Gemeinschaftsverständnis werden. Zur ausführlicheren Analyse der Gemeinschaft im 20. Jahrhundert empfehlen sich Nolte (2000) und Ecarius et al. (2009).

mit MitbewohnerInnen – also die Investition in soziale Situationen und eine damit einhergehende Verantwortung gegenüber der Gemeinschaft (ebd.: 11 ff.).

Folglich nennt Ross eine ganze Reihe von Faktoren, die in einer Alteninstitution zu einer empfundenen Gemeinschaft führen können und dies in der von ihr untersuchten Residenz auch taten.

> *„The community which is developing inside this residence represents a cautious alliance among individuals who find themselves in a lifeboat situation. Individually they have already survived a great deal; future survival depends on their cooperation." (Ross 1977: 104)*

Doch wieso werden unter anderem die Berichte von Koch-Straube, Krasberg und Sachweh in ihrer einstimmigen Beschreibung von sozialer Zurückhaltung, Desinteresse und Rückzug unter BewohnerInnen der Schlussfolgerung Ross' nicht gerecht? Wo liegt der Unterschied zu Ross' Studie und Feldsituation?

Der Unterschied liegt meines Erachtens darin, dass Ross in einer Altenresidenz forschte, während sich genannte Autorinnen einem Pflegeheim widmeten. Somit überwog in der ersten Einrichtung der Zweck des gemeinsamen Wohnens, während der Fokus in der letzteren eindeutig und überwiegend auf der individuellen Pflege und einer Entlastung der Sorge um das persönliche „survival" lag.[32] Die Umstände, die sich in

32 Dass der Unterschied erst auf den zweiten Blick augenscheinlich wird, liegt an der Begriffsvielfalt für Alteneinrichtungen. So werden Pflegeheim, Altenheim, Altenpflegeheim, Altenwohnheim und Altenresidenz sehr häufig bedeutungsgleich und relativ willkürlich verwendet, obwohl sich Institutionen durchaus inhaltlich voneinander unterscheiden können. Dabei findet man laut Bundesministerium für Gesundheit heutzutage in den meisten Einrichtungen eine Kombination aus den „traditionellen Heimtypen" Altenwohnheim (relative Eigenständigkeit in kleinen Wohnungen), Altenheim (pflegerische Betreuung und hauswirtschaftliche Unterstützung in kleinen Wohnungen) und

Residenz und Pflegeheim für eine Gemeinschaftsbildung ergaben, waren also grundlegend andere. Doch was macht die Pflege und Pflegebedürftigkeit zu solch einem wesentlichen Hindernis für eine Gemeinschaftsbildung?

Als eine der Ursachen können die bereits unter der Überschrift „Kommunikation im Pflegeheim" (S. 39) behandelten individuellen und institutionellen Kommunikationshindernisse (psychisch-physische Erkrankungen, Isolation und Meidung sowie Strukturen des Heimes) gelten. Indem sie die Interaktion der BewohnerInnen und die Entwicklung von Ross besagten „emergent factors" maßgeblich erschweren, wirken sie sich auch direkt auf eine potenzielle Gemeinschaftsbildung aus. Hinzu komme Berlé zufolge der relativ späte Heimeinzug vieler BewohnerInnen in einer bereits entsprechend schlechten körperlichen und kognitiven Verfassung. Grund für dieses Hinauszögern sei bei vielen insbesondere die Angst vor dem negativ konnotierten „Altenspittel" (Berlé 1992: 15).[33]

Eine weitere Vermutung über den Zusammenhang von Pflegebedürftigkeit und sozialem Rückzug schafft Minnemann in ihrem Verweis auf die relative Vorrangigkeit in der Motivanregung im Rahmen von Maslows Bedürfnispyramide. Da diese unter anderem besagt, dass physiologische Bedürfnisse und Sicherheitsbedürfnisse stets befriedigt sein müssen, bevor das Bedürfnis nach sozialer Bindung und Zugehörigkeit aktiviert werde (Minnemann 1994: 20), liegt der Schluss nahe, dass ein Bewohner sein soziales Engagement stets vernachlässigt, solange es ihm zum Beispiel an Ruhe, Bewegung, Sicherheit oder Schmerzfreiheit mangelt. Obgleich Minnemann diesen theoretischen Gedankengang nur andeutet und nicht ausführt, knüpfen Koch-Straubes Schlussfolgerun-

Pflegeheim (umfassende pflegerische und hauswirtschaftliche Versorgung und Betreuung in Einzel- oder Doppelzimmern) (BMG 2014).

33 Eines der aktuelleren Stereotype beschreibt den Heimeinzug als „first burial" vor einem tatsächlichen, biologischen Tod des Individuums (Stafford 2003: 17).

gen zumindest teilweise daran an. So schreibt sie, dass die „räumlichen Zwangsläufigkeiten“ (Koch-Straube 1997: 315), der fehlende Schutz des Privaten sowie mangelnde Rückzugsmöglichkeiten im Pflegeheim dazu führen, dass ein Individuum grundsätzlich keine Bereitschaft zum sozialen Miteinander entwickeln könne (ebd.: 327 ff.).

Darüber hinaus weist Koch-Straube auf einen „bemerkenswerten Widerspruch“ (Koch-Straube 1997: 332) im Verhalten der PflegerInnen hin. So würden die MitarbeiterInnen die Förderung von Gemeinschaft zwar als ein konzeptionelles Gebot ihrer Arbeit erachten, die eigenen Bemühungen aber scheinbar durch die Art und Weise ihrer Beziehungsgestaltung „torpedieren“ (ebd.). Dies begründet Koch-Straube damit, dass „nahezu alle, die Gemeinschaft, den sozialen Austausch fördernden Aktivitäten,[34] (…) auf der Initiative von MitarbeiterInnen“ beruhen und so „die Anwesenheit, die Motivierungsbemühung und die Überzeugungskraft der MitarbeiterInnen“ benötigen (ebd.). Das mache MitarbeiterInnen letztlich nicht nur zum Initiator, sondern auch zum Mittelpunkt sozialer Zusammenkünfte, wodurch Wünsche der BewohnerInnen nach Kontakt „weitgehend von der Orientierung am Mitarbeiterteam aufgebraucht“ werden. Die Distanz zwischen den passiven BewohnerInnen bleibe so weiterhin bestehen (ebd.). Aus diesen Beob-

34 Diese soziale Aktivierung beruht auf der „grundlegenden Einsicht des menschlichen Angewiesenseins auf soziale Beziehungen“ (Koch-Straube 1997: 329). So sehe man in einer geförderten „sozialen Wachheit“ der BewohnerInnen unter anderem eine mögliche Wahrung von Identität (ebd.). Zudem sei die soziale Aktivität aber auch eine „vorrangige Gelegenheit“, um den BewohnerInnen „etwas Gutes angedeihen zu lassen“ (ebd.: 313) und gleichzeitig „die Lücke zu füllen, die zwischen dem möglichen Maß alltäglicher Zuwendung und Versorgung einerseits und der großen Bedürftigkeit und Erwartungshaltung der BewohnerInnen andererseits klafft“ (ebd.). Schließlich erfülle die Zusammenführung der BewohnerInnen in einem übersichtlichen Raum auch den Aufsichtszweck des Pflegepersonals, da so unter anderem eine Selbst- und Fremdgefährdung sowie eine Tag-Nacht-Umkehrung des Schlafes verhindert werden könne (ebd. 328).

achtungen schließt Koch-Straube, dass das Bild einer Gemeinschaft letztlich eine aufrechterhaltene Fiktion darstelle (ebd.: 327).

Ein letztes potenzielles Hindernis zwischen Pflegebedürftigkeit und Gemeinschaftsbildung, das auf der Hand liegt und durch die Recherche veröffentlichter Heimstatistiken bestätigt wird, ist die relativ hohe Sterblichkeitsrate und soziale Fluktuation innerhalb der Bewohnerschaft. So lebte ein Bewohner laut Infratest im Jahr 2005 im Durchschnitt zwar noch 3,4 Jahre in einer vollstationären Alteneinrichtung, was jedoch nicht darüber hinwegtäuschen darf, dass einige der BewohnerInnen nach ihrem Einzug nur noch sehr kurz, andere hingegen noch relativ lange leben (Schneekloth 2006: 19). Dementsprechend mangelt es der potenziellen Gemeinschaft unter Umständen an einer notwendigen und langfristigen sozialen Kontinuität.

4 Methoden

4.1 Zugang und institutionelle Rahmung der Forschung

Meine Forschung führte ich von August bis Oktober 2013 in einem christlichen Pflegeheim in der Region Rhein-Neckar mit Platz für über 100 BewohnerInnen durch.[35]

Den Entschluss, meine Forschung an jenem Ort durchzuführen, traf ich aufgrund der Tatsache, dass mir die Institution bereits durch ein zurückliegendes erstes Ehrenamt bekannt war und so auch den ursprünglichen Anstoß für das Interesse an Altersfragen lieferte. Folglich besaß ich bereits einen Zugang, den ich für die Forschung nutzen konnte und profitierte dementsprechend von vertrauenswürdigen AnsprechpartnerInnen, einer räumlichen Orientierung und ersten Erfahrungen im Umgang mit BewohnerInnen. Diese sichere Grundlage erwies sich insofern als entscheidend für eine tatsächliche Durchführung des Projekts, als dass sie mir über anfängliche theoretische Zweifel während der Forschungsplanung hinweghalf. So befürchtete ich vor allem, dass die institutionelle Rahmung des Feldes mit einer regelhaften Schutzfunktion, Hierarchie und Rollenvielfalt automatisch zu einem heiklen Forschungsprozess und einer Ablehnungshaltung der ForschungsteilnehmerInnen führen würde.

Entgegen dieser Zweifel verlief der wissenschaftliche Zugang, der auf diesem privaten Zugang aufbaute, letztlich ohne große Hürden. So teilte ich mein noch sehr offenes Forschungsvorhaben im Mai 2013 zunächst der mir bekannten Ehrenamtlichenbeauftragten mit, die mich an die Seelsorgerin des Hauses weiterleitete. Gemeinsam mit ihr vereinbarte ich ein „Brainstorming" im Kreise von fünf BewohnerInnen des Hauses, um potenzielle Forschungsthemen zu sammeln. Nach diesem Treffen,

35 Dabei steht das Haus grundsätzlich allen Religionen und Nationalitäten offen.

stellte mich die Seelsorgerin wiederum dem zu jener Zeit noch relativ neuen Heimleiter vor. Dieser zeigte sich ebenfalls sehr entgegenkommend und schlug mir für den Beginn der Forschung ein zweiwöchiges Pflegepraktikum auf einem der Wohnbereiche vor. Sein animierendes Interesse gründete dabei auf drei Faktoren. Erstens besaß er als Pflegewissenschaftler bereits eigene Erfahrungen in der qualitativen Forschung im Altenpflegebereich sowie eine Ahnung von der Ethnologie; zweitens unterstützte mein Projekt seine Ambition, einen „unkonventionellen und kreativen“ Heimleiter darzustellen; und drittens versprach meine Forschung nicht nur Erkenntnisse für eine Optimierung der Pflege, sondern auch einen „Spaßfaktor“ für BewohnerInnen und Pflegepersonal.

4.2 Forschungsethik

Da ich mich in meiner Forschung auf die Perspektive der BewohnerInnen des Pflegeheimes konzentrieren wollte, basierte meine Forschungsethik von Beginn an auf dem Vorhaben, „auf Augenhöhe“ *mit* den BewohnerInnen zu interagieren und zu arbeiten. Der Vorschlag des Heimleiters, mit einem Pflegepraktikum in die Forschung zu starten, widerstrebte mir also insgeheim, da ich den BewohnerInnen so in einer Hierarchie begegnet wäre, die irreversible Folgen für eine gleichberechtigte Beziehung gehabt hätte. Nichtsdestotrotz wollte ich es vermeiden, dem Heimleiter sowie den PflegerInnen als entscheidenden „Gatekeepern“ des Feldes zu signalisieren, dass die Pflegetätigkeit sowie meine aktive Mithilfe eine untergeordnete Rolle für meine Forschung spielten. Nachdem mir die Literaturrecherche jedoch abermals verdeutlichte, wie stark die Pflege die Intimsphäre der HeimbewohnerInnen berührt, entschied ich mich, dem Heimleiter mein Unbehagen im Zusammenhang mit meinem perspektivischen Vorhaben nachträglich zu erklären. Dabei reagierte er nicht nur mit Verständnis, sondern bot mir am Tag meines praktischen Forschungsbeginns sogar einen Einzug in ein Doppelzimmer des Heimes an – „da so der Aha-Effekt am größten sei". Um PflegerInnen und BewohnerInnen mit diesem eher ungewöhnlichen Vorhaben nicht zu überrumpeln, nahm er mich zunächst auf einen provisorischen Rundgang auf „mein" Stockwerk mit und stellte mich partiell vor. Dies geschah derart ungezwungen zwischen Ernst und Belustigung, dass eine erste Skepsis bei den Beteiligten rasch verflog. Um jedoch sicher zu gehen, dass mein Vorhaben alle Personen des Stockwerkes erreichte und Informationen auch nachträglich nachgelesen werden konnten, verfasste ich zusätzlich Briefe mit meinem Passbild an die PflegerInnen und rund 40 BewohnerInnen.[36] Diese wurden anschließend im hausinternen Verfahren verteilt.

4.3 Nähe und Distanz zum Feld

Die Nähe zum Feld wurde durch den Einzug in ein Doppelzimmer des Pflegeheimes unmittelbar. Dabei verbrachte ich die ersten drei Wochen meiner Forschung von Montag bis Freitag durchgehend dort, zog mich die Wochenenden jedoch zur Distanznahme, Reflexion und Planung in meine Zwischenmietwohnung in einen anderen Stadtteil zurück. Trotz dieser Vorkehrung entwickelte sich aus der räumlichen und zeitlichen Nähe im Laufe der Zeit auch eine gewisse körperliche, mentale und emotionale Verbundenheit zu meinen MitbewohnerInnen, auf die ich unter Punkt 4.3.2.2 näher eingehen werde. Gleichzeitig blieben meine offensichtliche Jugend, Gesundheit und darauf aufbauende Unabhängigkeit die deutlichsten und stabilsten Faktoren meiner Befremdung und Distanz zum Feld.

36 Die Briefe an die BewohnerInnen waren dabei deutlich knapper und in einer höheren Schriftgröße gehalten.

Im Anschluss an die Teilnehmende Beobachtung begab ich mich zur Zwischenbesprechung meiner Arbeit eine Woche zurück in meine Studienstadt Freiburg, worauf eine zweite dreiwöchige Forschungsphase folgte, in der ich Interviews führte und mich zu diesem Zweck nur noch einige Stunden täglich im Heim aufhielt.

4.3.1 Die Teilnehmende Beobachtung

4.3.1.1 Maßnahmen für eine klare Positionierung im Feld

Die dreiwöchige Teilnehmende Beobachtung inmitten von MitbewohnerInnen, PflegerInnen, BesucherInnen und sonstigem Personal war nicht nur vielversprechend, sondern auch herausfordernd. So war die Wahrscheinlichkeit groß, in solch einer Dichte an Personen und Interaktionen den Fokus auf das Eigentliche zu verlieren. Dementsprechend traf ich präventive Maßnahmen, um meine Perspektive als Bewohnerin zu sichern und zu fördern. Genauer gesagt setzte ich mir vier „Begrenzungen": eine räumlich-zeitliche Begrenzung, eine Begrenzung von Wissen, eine Begrenzung von Privilegierung und eine Begrenzung von Ergänzung.

Die erste, räumlich-zeitliche, Begrenzung sah meine Teilnahme am Tagesprogramm, das Einhalten von Essens- und Schlafenszeiten und einen persönlichen Bewegungsradius vor, der lediglich bis zur anderen Straßenseite vor dem Haus reichte. Die zweite Begrenzung zielte auf bestimmtes Wissen – genauer spezielle Fachinformationen, wie Diagnosen und biografische Daten aus PatientInnenakten ab. Indem ich deren Kenntnis bewusst aussparte, wollte ich meinen MitbewohnerInnen zum einen unvoreingenommener begegnen und hatte ihnen zum anderen kein entsprechendes Wissen voraus.[37] Drittens versuchte ich, mit einer

37 Zu jenem Zeitpunkt waren mir auch die Krankheitsbilder, die ich im Theorieteil dieser Arbeit beleuchtet habe, noch nicht geläufig. Dementsprechend überraschte mich bei der Recherche die eine oder andere Information, die mein Verhalten rückblickend wohl

Begrenzung von Privilegierung zu vermeiden, dass mir die PflegerInnen besondere Aufmerksamkeit, Empathie oder Solidarität zuteilwerden ließen. Entsprechend häufig dämmte ich also ein Entgegenkommen durch ein knappes Lächeln oder Nicken ein oder lehnte privilegierende Hilfsangebote[38] dankend ab. Viertens zwang ich mich in einer Begrenzung von Ergänzung bewusst dazu, meine MitbewohnerInnen nicht intuitiv und aktiv in körperlicher oder kognitiver Weise zu unterstützen oder zu ergänzen. Damit wollte ich verhindern, wie eine Praktikantin wahrgenommen zu werden und die Chance zu verpassen, ein entschleunigtes und auch passives Miteinander zu erfahren.[39]

Nachdem ich mich an diese grundlegenden und sehr eigenen Begrenzungen mehr oder weniger gewöhnt hatte, experimentierte ich noch mit weiteren Einschränkungen und Veränderungen, die ich bei meinen MitbewohnerInnen beobachtet hatte und zu welchen mir das Pflegepersonal riet. Diese bezogen sich vor allem auf den Körper: schlechter sehen oder hören, im Rollstuhl sitzen, Sondernahrung einnehmen, gewaschen und gelagert werden.

Letztlich probierte ich nur einen Teil dieser Einschränkungen tatsächlich aus, da ich in der Kürze der Zeit entweder eine ernstzunehmende Erfahrung bezweifelte[40] oder aber befürchtete, MitbewohnerInnen vor den Kopf zu stoßen.[41] Dementsprechend näherte ich mich einem Teil

---

deutlich verändert hätte. Obwohl dieses Hintergrundwissen sicherlich für die Pflege von großem Nutzen ist, sehe ich es als schlichtweg unnatürlich für den Beginn eines spontanen Kontaktes und einer unvoreingenommenen Kommunikation an.

38 Z. B. die Nutzung der Personaldusche oder des Fernsehers im Veranstaltungssaal.

39 Eine konsequente Ausnahme bildeten Dringlichkeitsfälle, wie das Unterhaken oder Begleiten eines sturzgefährdeten Mitbewohners auf gemeinsamem Wege.

40 Ein Gewaschen-Werden hätte beim Zeitdruck der PflegerInnen einen untragbaren Aufwand bedeutet und eine Lagerung hinsichtlich meiner Mobilität ihren Zweck verfehlt.

41 So wies mich eine Pflegerin auf eine Dame meines Stockwerkes hin, die, selbst auf den Rollstuhl angewiesen, auf Rollstuhlfahrten gesunder Menschen sehr empfindlich reagierte.

der Beeinträchtigungen in subtilerer Form, schloss zum Beispiel häufiger die Augen, gab mich Tagträumen hin oder entschleunigte auch ohne Rollstuhl, indem ich während des Tages schlichtweg eine längere Zeit an weniger Orten verbrachte.

Diese Maßnahmen, die mir dazu verhelfen sollten, mich der Perspektive der BewohnerInnen konsequenter anzunähern, wurden im Rahmen des Heimes von jenen zahlreichen Stunden ausgeglichen, in denen ich zwischen den alltäglichen Programmpunkten „als Forscherin“ in meinem Bett lag, reflektierend Distanz nahm und Notizen machte.

4.3.1.2 Folgen der Arbeitsweise für die Forscherin

Der Einzug, der neue Tagesrhythmus und meine Arbeitsweise hatten letzten Endes stärkere Effekte auf meinen Körper, meine Emotionen und meine Gedanken, als ich vermutet hatte. So vollzog sich ein vielschichtiges Embodiment – ein Prozess, den Ethnologin Judith Okely als fruchtbaren körperzentrierten Erkenntnisansatz beschreibt, der wissenschaftlich immer noch unterschätzt wird (Okely 2012: 107). Grundsätzlich lassen sich besagte Effekte in drei Kategorien unterteilen: erstens Folgen, die sehr abrupt und gleich zu Beginn eintraten, zweitens Folgen, die sich erst subtil mit der Zeit entwickelten und drittens Folgen, die aus meinen gezielten „Experimenten“ resultierten.

Abrupt zeigten sich ein veränderter Energiehaushalt, starke Emotionen und eine neue Wahrnehmung von Zeit und Raum. Maßgeblicher Auslöser dafür war mein unruhiger Schlaf in der ersten Nacht meines Aufenthaltes, der insbesondere durch meine geräuschvolle Mitbewohnerin und die Nachtvisite bedingt war.

> *„(02.17 Uhr) Tue fast kein Auge zu; nach anfänglicher akzeptierend-liebevoller Liegestarre à la ‚Hauptsache-kein-Geräusch-machen-und-sie-aufwecken‘ liege ich nun seit einer halben Stunde ganz wach und ohne Ohrstöpsel da; Frau Richter stöhnt in regelmäßigen*

Abständen sehr laut, seufzt tief und hell, dann wieder brummend, atmet dann regelmäßig; die Uhr tickt, dann wieder Silben und Seufzer, unzufriedene, unruhige; der Digitalbilderrahmen beleuchtet in wechselnder Helligkeit ihren Schlafplatz, ob sie das wach hält? Oder hat sie sich schon daran gewöhnt? (...) (03.20 Uhr) diese beunruhigende Möglichkeit, dass jemand plötzlich im Zimmer steht/fällt bei jedem Geräusch und Überlegen des Umdrehens/Nachsehens; ob sich das bei den anderen legt mit der Zeit?" (14.08.2013, Forschungstagebuch (FT): 16)

Am Ende dieser ersten langen und intensiven Nacht war ich nicht nur entsprechend müde, sondern auch gereizt und verzweifelt im Hinblick auf die verbleibenden Nächte. Verstärkt wurde diese Stimmung durch den Verzicht auf das gewohnte Joggen zum Stressausgleich sowie die Umstellung auf feste Essenszeiten.[42] Dieses plötzliche Gefühl der zeitlichen und räumlichen Einschränkung und die entsprechende Emotionalität setzten sich in meinem Entsetzen darüber fort, dass sich mein Kontakt zur „Außenwelt" schneller reduzierte als erwartet. So sagten mir FreundInnen bereits am Nachmittag des ersten Tages ihren potenziellen Besuch ab – „was man denn hier im Heim machen solle". Folglich schien ich gegenüber meinen MitbewohnerInnen *tatsächlich* keineswegs sozial

42 Dies lag hauptsächlich daran, dass ich bereits vor Beginn der Forschung aus Gründen des Wohlbefindens regelmäßig auf das Abendessen verzichtet hatte, was ich im Pflegeheim weiterführte. Da das Mittagessen dort jedoch bereits um 12 Uhr stattfand und ich somit die letzte kleine Mahlzeit zu Kaffee und Kuchen um 14.30 Uhr einnahm, setzte bei mir entsprechend rasch ein intensives Hunger- und Erschöpfungsgefühl ein. Dieses nutzte ich spontan als ungewöhnliche Methode, um körperlicher Veränderung und Entschleunigung nachzuspüren.

privilegiert. Auch für mich wurde das Heim spürbar zentral, die Zeit zäh[43] und der Raum alternativlos.

Nichtsdestotrotz gewöhnte ich mich beachtlich schnell an meinen neuen Tagesrhythmus und die Sorgepraxis des Heimes, indem bei mir neben einer gewissen Routine auch eine Initiativlosigkeit und veränderte Kommunikation einsetzte. Bewusst wurden mir diese Veränderungen jedoch erst, als ich nach zwei Wochen unerwartet Zimmer und Wohnbereich wechseln musste. Dabei brachten mir die neuen PflegerInnen deutlich mehr Skepsis entgegen als die vorherigen und schienen mir meine Rolle als Bewohnerin nur partiell zuzugestehen. So ergaben sich auch plötzlich Situationen, wie beim Warten auf das Frühstück, in denen ich selbst aktiv werden musste und mich somit negativ privilegiert und regelrecht vernachlässigt fühlte. Rückblickend sehe ich vor allem in der reduzierten Auseinandersetzung mit meiner eigenen Körperlichkeit einen wichtigen Grund für diese schnelle und teilweise irrationale Anpassung an die Perspektive einer Bewohnerin. So duschte ich seltener, zog mich rascher um und achtete im kleinen Kreis bereits bekannter BewohnerInnen und PflegerInnen weniger auf einen visuell guten ersten Eindruck. Da mein Körper jedoch den wichtigsten Faktor meiner Befremdung darstellte, ging mir dementsprechend auch zeitweise der Blick für meine Distanz zu meinen MitbewohnerInnen verloren. Kommunikativ veränderte ich mich wiederum insofern, als dass ich insgesamt stiller wurde, also nonverbaler kommunizierte. Dabei passte ich mich nicht nur dem Verhalten meiner MitbewohnerInnen an, sondern stellte mich auch auf deren Beeinträchtigungen ein. Vor allem die Schwerhörigkeit zweier meiner TischnachbarInnen bewirkte, dass ich zunächst lauter und vereinfachter sprach und später zunehmend ganz auf Aussagen verzichtete, die entweder einer Ausführung bedurft hätten oder aber relativ geheim

43 Dabei stellte die Sommerzeit mit ihren gefühlt viel längeren Tagen eine zusätzliche Herausforderung für mich und meine begrenzten Beschäftigungsmöglichkeiten dar.

oder nichtig waren. Zudem gewöhnte ich mir an, auf unangenehme, wenn auch allgemein beliebte Themen wie Spott und Kritik in Bezug auf andere verzögert, kurz lächelnd oder ablenkend zu reagieren.

Als Folge meiner „Experimente“ wurde ich schließlich vor allem schreckhafter und verständnisloser, was das Verhalten der aktiven PflegerInnen anbelangte. So fühlte ich mich z. B. beim Verweilen mit geschlossenen Augen oder beim Träumen im Wohnbereich extrem von einem plötzlichen Annähern oder einer lauten Ansprache gestört. Um nicht weiter behelligt zu werden oder weil ich meine Aufmerksamkeit nicht für die Kürze des Kontaktes aufrufen konnte, reagierte ich auch hier mit einem kurzen Lächeln oder Nicken.

Insgesamt bewirkte die Teilnehmende Beobachtung also, dass ich entschleunigte, neu wahrnahm und verändert kommunizierte.

4.3.2 Die Interviews

An die Teilnehmende Beobachtung schloss die zweite Forschungsphase an, in der ich Interviews führte. Dazu wohnte ich nicht mehr im Heim, sondern kam lediglich einige ausgewählte Stunden des Tages ins Haus. Thema der halbstrukturierten Interviews waren „Alltag und Zusammenleben im Pflegeheim“. Dazu formulierte ich sieben überwiegend offene Leitfragen (s. Anhang), die mir erschließen sollten, wie sich BewohnerInnen zu ihren MitbewohnerInnen positionieren und weshalb.

4.3.2.1 Sample und Durchführung

Das Sample erstellte ich ausgesprochen schnell anhand meiner Beobachtungsdaten. Da diese bereits ein deutliches Verhalten der In- und Exklusion von BewohnerInnen erkennen ließen, wählte ich spontan und vereinfacht vier „BewerterInnen“, vier „Bewertete“ und vier „Neutrale“, darunter drei Männer und neun Frauen.[44] Dabei nahm ich keine Rücksicht auf körperliche oder kognitive Konditionen, sondern orientierte mich ausschließlich und bewusst an meinen Erfahrungen mit jenen Personen und einer vermuteten Teilnahmelust. Das Einverständnis zum Interview erfragte ich nicht nur bei den ausgewählten BewohnerInnen, sondern informierte aus Rücksicht vor einem Sorgeanspruch ebenfalls deren jeweilige BetreuerInnen.[45] Dies geschah mittels einer informativen E-Mail, zu deren Weiterleitung sich der Heimleiter bereit erklärte. Dabei blieb mir das genaue Prozedere aus tatsächlichem Versenden und Rückmelden letztlich weitestgehend verborgen.

Die zwölf Interviews, die folgten, fanden mehrheitlich ohne Termin, also spontan statt. Ausschlaggebend dafür war, dass Stimmungen und Verfassungen der BewohnerInnen meine Flexibilität verlangten. Zudem schien vielen ein geplanter Termin, der außeralltäglich war und in der Zukunft lag, eher lästig, unbehaglich oder schwer zu erinnern.

Um eine gewisse Privatsphäre zu gewährleisten, führte ich die Interviews in den Zimmern der BewohnerInnen durch. Dazu befestigte ich zusätzlich ein kleines Schild mit meinem Passbild an der Tür, das unser gemeinsames Tun erklärte und PflegerInnen und Personal um Verständnis bat. Unterbrochen wurden wir so lediglich zwei Mal durch das Eintreten einer Reinigungskraft. Die Gespräche selbst dauerten dann

---

44 Zu den „BewerterInnen" zählte ich BewohnerInnen mit einem auffallenden Mitteilungsbedürfnis, die regelmäßig wertende Kommentare über MitbewohnerInnen („Bewertete") und Ereignisse abgaben. Die restlichen BewohnerInnen bezeichnete ich demnach als „Neutrale". Die ungleiche Geschlechteraufteilung des Samples rührt von der Beobachtung einer Mehrheit weiblicher TeilnehmerInnen an Gruppenaktivitäten. Grundsätzlich sah ich zu Beginn einen Mann mehr für mein Sample vor, der mir seine Teilnahme jedoch absagte.

45 Den Wert dieses „inclusionary consent" beleuchtet Pflegewissenschaftlerin Jan Dewing in ihrer Auseinandersetzung mit einem „person-centred approach" im Rahmen der Forschung mit dementierenden älteren Menschen (vgl. Dewing 2002).

zwischen fünf und 65 Minuten und wurden von mir mit einem Diktiergerät aufgezeichnet. Um Transparenz und Vertrauen zu gewährleisten, erklärte ich meinen InterviewpartnerInnen einleitend kurz, individuell und sehr informell Zweck und Ablauf des Gesprächs, die Anonymisierung der Daten und meine zukünftige Erreichbarkeit bei nachträglichen Fragen. Zum Ende überreichte ich wiederum stets ein kleines Präsent und versuchte den jeweiligen Interviewpartner in seiner Rückkehr in die Tagesroutine zu unterstützen.[46]

Als maßgebend für den Gesprächsverlauf erwies sich insbesondere die begrenzte Konstellationsmöglichkeit von Sitzgelegenheiten im Zimmer sowie die kognitiven Fähigkeiten meiner InterviewpartnerInnen. So saßen wir uns entweder frontal gegenüber am Tisch oder nebeneinander auf dem Bett, was nicht nur die gegenseitige Nähe und Blickrichtung, sondern auch die Stimmung und somit die gesamte Kommunikation beeinflusste. Kognitiv wurde das Interview hingegen insofern beeinflusst, als dass mir zum Beispiel eine schwerhörige Dame stets sehr nah kam, wodurch unser Austausch sehr vertraulich wurde. Auch Personen mit einer offensichtlichen Demenz tauschten intensive Blicke mit mir aus, was zur wesentlichen Methode wurde, um beidseitig Nähe und Sicherheit herzustellen. Diese Sicherheit erwies sich vor allem deshalb als bedeutend, da es während der Interviews nicht selten zu Missverständnissen kam – was mir größtenteils erst nachträglich bei deren Transkription auffiel. So schienen nicht nur Teile meiner Fragen uneindeutig formuliert, sondern auch Formulierungen und Kontextsprünge meiner InterviewpartnerInnen mehr als rätselhaft.[47] Dass die Gespräche

46 Dies erfolgte z. B. durch einen gemeinsamen Blick auf die Uhr oder meine Begleitung in den Wohnbereich.

47 Während jene ungenau oder zu komplex formulierten Fragen letztlich meinen Verzicht auf entsprechend präzise Antworten bedeuteten, ließen sich in der Transkription und wiederholten Analyse der Gesprächsdaten wiederum einige der besagten

nichtsdestotrotz „funktionierten", war der gegenseitigen Geduld, Konzentration und Toleranz zu verdanken.

Aus alledem folgt, dass mein Interviewmaterial also durchaus Verzerrungen beinhaltet. Diese sehe ich jedoch nicht als eine Folge von Erkrankungen, sondern als typische Begleiterscheinung einer Interaktion kognitiver Wesen. Da meine Forschung zudem auf individuelle Wahrnehmungen und keine allgemeine Wahrheit abzielt, verwende ich die satte Menge aussagekräftiger Daten ohne faktische Korrektur und Hinterfragung.

4.4 Rollenkonflikte

Während der Forschung und über sie hinaus erlebte ich einige Rollenkonflikte, die nicht nur meine Arbeits-, sondern auch Lebensweise stark beeinflussten. Drei davon möchte ich hier hervorheben.

Der erste dieser großen Konflikte entstand beim Übergang zwischen Teilnehmender Beobachtung und Interviews. Dabei löste ich mich von meiner Rolle als ungewöhnliche Bewohnerin und wurde zur vertrauen Forscherin. Dies bedeutete auch, dass das gleichberechtigte Zusammenleben nun von zeitlich geplanten Begegnungen abgelöst wurde, in denen maßgeblich verbale und notgedrungen hierarchische Gespräche zu ausgewählten Fragen stattfanden. Um diesen radikalen Wechsel meiner Methoden und meiner Rolle abzuschwächen, versuchte ich auch während der Interviewphase, einige meiner vorherigen Gewohnheiten als Bewohnerin fortzuführen, und besuchte so zum Beispiel noch regelmäßig die Morgengymnastik. Nichtsdestotrotz hatte ich keinen festen Platz mehr im Feld und konnte so auch den „Rückfall" in meinen alten Tagesrhythmus sowie alte Interaktionsmuster nicht verhindern. Dem-

Missverständnisse und Kontextsprünge meiner InterviewpartnerInnen ergründen und somit als zielführende Daten verwenden (s. a. Anhang).

zufolge wurde ich deutlich hektischer in der Begegnung mit anderen, unaufmerksamer in meiner Herzlichkeit und entdeckte so plötzlich eine Ähnlichkeit mit dem Verhalten vieler PflegerInnen und BesucherInnen. Mein rascher „Seitenwechsel" und die Schwierigkeit, mein gewonnenes BewohnerInnenverständnis in meine Interaktion als aktive Forscherin zu integrieren, zermürbte mich demnach stark.

Der zweite Konflikt entstand nach Ende der praktischen Forschung. Zurück in Freiburg, versuchte ich durch Postkarten und einen Besuch pro Monat, den Kontakt zu meinen ForschungspartnerInnen aufrechtzuerhalten. Obwohl eine intensivere Kontaktpflege zu gegebenem Zeitpunkt nicht möglich war, hatte ich stets das Gefühl meine ForschungspartnerInnen zu vernachlässigen oder gar im Stich zu lassen. So begab ich mich als einzige wieder in die Unabhängigkeit und befriedigte so Sehnsüchte, die ich vorher mit meinen MitbewohnerInnen geteilt hatte. Zudem wurden meine Besuche jenen intensiven Beziehungen nicht gerecht, die für manche der BewohnerInnen nicht nur freundschaftliche, sondern gar familiäre Züge angenommen hatten. Dass Erkrankung und Abschied weiterhin das Feld bestimmten, verstärkte meine Sorge um ein Wiedersehen und ließ mich im Ungewissen, inwiefern sich während meiner Abwesenheit wesentliche Veränderungen im Feld vollziehen würden. Alles in allem befand ich mich also in einem kontinuierlichen Zwiespalt zwischen pflichtbewusster Forscherin und sorgender Bekannten.

Zuletzt möchte ich auf die potenzielle Langzeitwirkung einer Forschung hindeuten, die sich mit natürlichen und essentiellen Themen wie Alter, Krankheit, Einsamkeit, Sterben und Tod beschäftigt. In meinem Fall wurde mir der Gehalt meiner Auseinandersetzung mit diesen Phänomenen erst bewusst, als sich in meinem eigenen Leben grundlegende Veränderungen vollzogen. So versetzte mich der Umzug in eine eigene Wohnung in einer anderen Stadt und die Ungewissheit, was die Zukunft nach dem Studium bringen würde, erschreckend real in die Pflegeheimsituation zurück. Dieser abwegige Vergleich sehr unterschiedlicher Situationen und die Diffusion meiner Rolle als jungen Erwachsenen mit jener einer Seniorin löste in mir nicht nur eine starke Anspannung, Grübelei und Niedergeschlagenheit aus, sondern brachte mir gleichzeitig viel Unverständnis von meinem Umfeld ein. In Anbetracht dessen würde ich in ein zukünftiges Forschungsdesign zu einem potenziell belastenden Thema nicht nur eine ausführliche Reflexion, sondern – wie schon Koch-Straube – auch eine angemessene Supervision integrieren.

4.5 Auswertung und Rücksprache

Die Auswertung der Forschungsdaten – drei Forschungstagebücher und 80 Seiten an Interviewmaterial – dauerte fast anderthalb Jahre. Einen Großteil der Zeit nahmen die Analyse und Beschreibung meiner Methoden in Anspruch, die ich meinen ForschungspartnerInnen ebenfalls in Form eines Artikels in der Heimzeitung zugänglich machte. Daran knüpfte nach schriftlicher Vollendung der Forschungsarbeit ein weiterer Artikel über deren Hauptergebnisse an.

Trotz meiner Versuche, die Forschung transparent und verständlich zu gestalten, erhielt ich bislang beachtlich wenig Rückmeldung vom Feld. Ausschlaggebend dafür ist meines Erachtens, dass der einnehmende Pflegealltag schlichtweg andere Prioritäten für meine ForschungspartnerInnen bereithält als das ungebrochene Interesse an einer wissenschaftlichen Forschung. Da meine Arbeitsweise zudem freundschaftliche Beziehungen zu den FeldteilnehmerInnen begünstigt hat, behalten bei einem Treffen Smalltalk und ein einfaches Beisammensein den klaren Vorrang.

Nichtsdestotrotz unternahm ich nach Abgabe der Arbeit einen weiteren Versuch, meine Ergebnisse mit interessierten ForschungsteilnehmerInnen zu teilen und zu diskutieren. Nach der Zustimmung des

Heimleiters zur Durchführung eines Vortrages integrierte mich die Ehrenamtlichenbetreuerin freundlicherweise in eine abendliche Vortragsreihe für HospizbegleiterInnen, die im Veranstaltungssaal des Hauses stattfand. Trotz meiner Bitte um eine zusätzliche Einladung der Bewohnerschaft setzte sich das Publikum letztlich doch vor allem aus interessierten und engagierten HospizbegleiterInnen und Ehrenamtlichen zusammen. Rückblickend ist mir bewusst, dass es für einen künftigen Vortrag, der auch BewohnerInnen ansprechen soll, durchaus andere Vorbereitungen zu treffen gilt. So ist zu berücksichtigen, dass ein für *uns* klassischer Vortrag am Abend für viele der BewohnerInnen zum anstrengenden Termin weit nach dem Abendessen und einer möglichen Einnahme von Medikamenten werden kann. Dementsprechend bleibt auch eine Absprache mit den entsprechenden PflegerInnen und die Bitte um deren Unterstützung unabdingbar. Darüber hinaus muss ein inhaltlich und kognitiv reflektierter Vortragsstil gefunden werden, der einem potenziell sehr viel heterogenerem Publikum aus BewohnerInnen, Angehörigen, MitarbeiterInnen, Ehrenamtlichen und anderen BesucherInnen gerecht wird. In diesem Sinne Erkenntnisse sensibel zu vermitteln, ohne dabei zu überfordern, zu langweilen oder vor den Kopf zu stoßen, ist meines Erachtens eine der größten Herausforderungen für besagtes Vorhaben.

Schließlich stellt natürlich auch die Veröffentlichung dieses Buches eine Form der „Rücksprache" dar, da sie langfristig tiefe Einblicke in die Forschung gibt. Für Personen, denen eine Lektüre aus individuellen Gründen jedoch unmöglich ist, wird auch diese Form eine Hürde bleiben. In Anbetracht dessen scheint die wohl flexibelste, unaufdringlichste und natürlichste Form eines Rückspracheangebotes in meiner wöchentlichen Anwesenheit und Verfügbarkeit im Pflegeheim zu liegen, die ich derzeit im Rahmen eines wieder aufgenommenen Ehrenamtes fortsetze.

5 Gemeinschaft und Kommunikation von SeniorInnen anhand der Empirie

Die Analyse von Gemeinschaft und Kommunikation von SeniorInnen anhand meiner Empirie möchte ich in zwei Schritten vornehmen. Um zunächst eine Ahnung zu bekommen, unter welchen besonderen Voraussetzungen sich Gemeinschaft und Kommunikation in der Institution entwickeln und darstellen, möchte ich die zeitliche und räumliche Organisation des Heimalltages beleuchten. Was geschieht dort im Laufe eines Tages, wo begegnet man als BewohnerIn anderen BewohnerInnen und inwiefern sind Abläufe und Sitzordnungen festgelegt? Im Anschluss an diese strukturelle Grundkenntnis widme ich mich vier meiner Beobachtungen, an welchen sich Gemeinschaft und Kommunikation repräsentativ beschreiben lassen. Vervollständigt werden diese Beobachtungen durch Interviewdaten, die die Haltung der BewohnerInnen gegenüber der Gemeinschaft und der Kommunikation deutlich machen.

Die Namen aller ForschungspartnerInnen wurden im Folgenden durch fiktive Namen ersetzt und somit anonymisiert. Persönliche Daten, die einen direkten Aufschluss über einzelne Identitäten geben könnten, habe ich entweder ausgelassen oder entsprechend verfremdet.

5.1 Strukturelle Prägung – Gemeinschaft und ihre zeitliche und räumliche Aufteilung

5.1.1 Architektur und Zimmeraufteilung

Das Pflegeheim, in dem ich forschte, liegt in einem städtischen Wohngebiet. Es ist mehrstöckig, besitzt einen Garten und ist für BewohnerInnen und BesucherInnen tagsüber geöffnet. Eingangs- und Gartentür werden am Abend abgeschlossen, wobei ausgewählte BewohnerInnen über einen Haustürschlüssel verfügen.[48] Dabei gilt die allgemeine Regel, sich an der Pforte ab- und wieder anzumelden.

Da das Haus einen Innenhof besitzt, sind die Stockwerke rundherum begehbar. Die Wohnbereiche auf den einzelnen Stockwerken stellen eigene Organisationseinheiten dar und unterteilen die Hausgemeinschaft in integrative Gruppen von durchschnittlich 20 Personen. Da alle Wohnbereiche durch die Treppe oder den Fahrstuhl erreichbar sind, kann das Haus als relativ barrierefrei gelten.[49]

Durch die Architektur ergeben sich zentralere und eher abgelegene Zimmer. Erstere befinden sich in der vorderen Hälfte des Hauses und in der Nähe von Treppe, Fahrstuhl und Essbereich, Letztere in der hinteren Hälfte des Hauses. Zudem lassen sich rund 70 Einzel- von rund 30 Doppelzimmern unterscheiden. Im Einzugsformular darf der Bewohner angeben, welche Zimmerart er bevorzugt. Die tatsächliche Auswahl an verfügbaren Zimmern ist jedoch oftmals sehr begrenzt. So wird ein entsprechendes Zimmer meist vom Heimleiter empfohlen[50] und dann vom Bewohner oder seinen Angehörigen vor Ort begutachtet. Dabei ist es durchaus üblich, dass einzelne BewohnerInnen ein ganzes Doppelzimmer anmieten, was derzeit von zehn SeniorInnen des Hauses praktiziert wird. Die Zimmer selbst variieren in Größe und Schnitt. Dabei verfügen sie alle über ein Bett, einen Schrank, ein Bad, Stauraum und die Möglichkeit der individuellen Einrichtung.

Neben den Bewohnerzimmern existieren Pflege- und Hygienezimmer sowie Orte für gemeinschaftliche Aktivitäten. Zu Letzteren zählen

---

48 BewohnerInnen, die als so „orientiert" und „fit" eingestuft werden, dass man ihnen eine Rückkehr zum Haus zutraut.

49 Vor allem für Personen mit einer Demenz oder einer Gehbehinderung können gewisse Entfernungen (wie zum Garten oder zur Kapelle) eine Herausforderung darstellen.

50 Kriterien sind unter anderem, ob das Pflegeteam zu den Charakteristika des Bewohners „passt" oder auf einem Wohnbereich ggf. bereits dem Bewohner bekannte SeniorInnen leben oder aber Haustiere erlaubt sind.

vor allem die Essbereiche der einzelnen Wohnbereiche, ein zusätzlicher Speise- und Veranstaltungssaal im Erdgeschoss, der Garten, eine Terrasse, eine Kapelle sowie diverse Sitzgelegenheiten in den Gängen und an der Pforte. Auch zwei weitere Räume im Keller des Hauses dienen dem Miteinander zu Kaffee und Tee, sind jedoch nur zu bestimmten Zeiten zugänglich.

5.1.2 Sitzordnung

Bei der Sitzordnung beziehe ich mich vor allem auf die Platzierung von BewohnerInnen bei Aktivitäten im Essbereich des Wohnbereiches sowie im Veranstaltungssaal. Beide Orte sind nicht nur Schauplätze regelmäßiger Zusammenkünfte, sondern auch Kontext von drei der vier Beobachtungen, die ich im Folgenden beschreibe.

Die Essbereiche der Wohnbereiche sind jene Teile des Hauses, in denen die meisten gemeinschaftlichen Aktivitäten stattfinden. So dient ein offener Bereich mit Tischgruppen und Stühlen der regelmäßigen Einnahme von Speisen, der Veranstaltung kleinerer Beschäftigungsrunden, Festen oder Gedenkfeiern sowie dem bloßen Verweilen. Die Verteilung von Tischen und Stühlen variiert dabei von Wohnbereich zu Wohnbereich.[51] Welchen Platz ein neuer Bewohner in dieser Sitzordnung einnimmt, entscheidet meist das Pflegepersonal. Dabei wird in erster Linie darauf geachtet, ob der Bewohner „fit“ oder eher kognitiv eingeschränkt/dement ist, wodurch er dementsprechend an den „fitten“ oder „weniger fitten“ Tisch gesetzt wird.[52] Darüber hinaus können auch Sympathien und Antipathien unter den BewohnerInnen die Platzierung

51 Eine genaue Angabe über die Unterschiedlichkeit der Sitzordnungen kann ich hier nicht geben, da ich nicht in allen Wohnbereichen verkehrte.

52 Dies soll nicht nur zur Entlastung der „fitten“ BewohnerInnen dienen, sondern auch den PflegerInnen eine leichtere, da angepasste Versorgung der unterschiedlichen Bewohnergruppen ermöglichen.

beeinflussen. So werden BewohnerInnen vor allem bei größeren Konflikten nach Möglichkeit auseinandergesetzt, was während meiner Forschungszeit einmal vorkam. Sobald eine Sitzordnung im Wohnbereich steht, wird diese auch vonseiten der BewohnerInnen streng eingehalten und überwacht.

Die Sitzordnung in anderen Teilen des Hauses ist weniger fix, lässt jedoch Tendenzen und Muster erkennen. Als Beispiel kann die Morgengymnastik im Stuhlkreis des Veranstaltungssaales gelten, bei der theoretisch eine freie Platzwahl herrscht, die jedoch nur von einem kleinen Teil der BewohnerInnen wahrgenommen wird. So überwiegen vielmehr Routinen und Präferenzen, wie in der Nähe der leitenden Sozialpädagogin oder dem „geparkten" Rollator zu sitzen. Darüber hinaus werden einige TeilnehmerInnen im Rollstuhl oder mit einer schlechten Orientierung von PflegerInnen und SozialarbeiterInnen zur Veranstaltung gebracht und somit oftmals unselbstständig und nach dem Ermessen Dritter platziert.

5.1.3 Tagesprogramm

Das Tagesprogramm der BewohnerInnen wird maßgeblich von vier Essenszeiten bestimmt: Frühstück, Mittagessen, Kaffee und Abendessen. Das Frühstück findet ab etwa 7.30 Uhr statt. Da die BewohnerInnen zu unterschiedlichen Zeiten aufstehen und vor dem Frühstück die Morgenpflege durchlaufen, unterscheiden sich die individuellen Frühstückszeiten. Das Mittagessen folgt etwa gegen 12 Uhr, Kaffee und Kuchen gegen 14.30 Uhr und das Abendessen um 17.30 Uhr. Die Mahlzeiten werden mehrheitlich im gemeinsamen Wohnbereich und seltener in den jeweiligen Bewohnerzimmern eingenommen. Bei Bedarf und ausreichender „Fitness" essen einige BewohnerInnen auch im Speisesaal des Erdgeschosses zu Mittag. Zwischen diesen vier Mahlzeiten existieren weitere Termine des zentralen Programms, die sich an BewohnerInnen aller Wohnbereiche richten. Diese unterteilt das Pflegeheim in tägliche, wöchentliche und besondere Termine. Zu den täglichen Terminen zählen neben den Mahlzeiten noch die Morgengymnastik im Veranstaltungssaal, das abendliche Gebet in der hauseigenen Kapelle und kleinere Unterhaltungsrunden in den Wohnbereichen oder im Garten. Letztere werden von zusätzlichen Betreuungskräften gestaltet, die auch für die individuelle Betreuung einzelner BewohnerInnen verantwortlich sind. Die wöchentlichen Termine schließen Lesestunde, abendliches Beisammensein bei Wein, Spieleabend, Singnachmittag und Gottesdienste ein. Zu den besonderen Terminen zählen unter anderem Vorbereitungen und Veranstaltungen zu Fest- und Feiertagen sowie Ausflüge oder Besuche von Kindergartengruppen.

5.2 Individuelle Prägung – Gemeinschaft und deren Meidung

Die über 100 BewohnerInnen, die zum Zeitpunkt meiner Analyse auf den einzelnen Stationen des Hauses leben, bilden laut Pflegestatistik eine sehr heterogene Gruppe. Lediglich 26 aller BewohnerInnen sind Männer. Die älteste Bewohnerin ist 107, die jüngste 39. Zudem sind starke Differenzen in der Verweildauer festzustellen. Während fast die Hälfte der BewohnerInnen weniger als zwölf Monate im Heim verbringt, wohnt etwa ein Drittel über fünf Jahre dort. Nichtsdestotrotz lässt sich feststellen, dass die Mehrheit der Bewohnerschaft über 85 und weiblich ist, die Pflegestufe I oder II bezieht und aus der Region kommt.

Wie verhält sich diese Bewohnerschaft nun im Rahmen der alltäglichen Strukturen des Heimes? Wie kommuniziert sie und inwiefern bildet sie eine Gemeinschaft?

5.2.1 Beobachtung von Gemeinschaft und Kommunikation an vier Beispielen

Im Folgenden beschreibe ich vier Szenen aus meinem Forschungstagebuch, die ich als beispielhaft für die Kommunikation und das Miteinander der BewohnerInnen erachte. Um dies zu gewährleisten, habe ich vier unterschiedliche soziale Konstellationen ausgewählt, die sich an drei unterschiedlichen Orten zu vier unterschiedlichen Zeiten ergaben. Dabei ist zweierlei zu beachten.

Zum einen beschreiben die vier Szenen nur einen kleinen Teil der Bewohnerschaft und sind daher nicht als repräsentativ zu betrachten. Diese BewohnerInnen gehören zu jener Gruppe, zu der ich während meiner Forschung bei Gemeinschaftsaktivitäten Zugang hatte und die ich somit beobachten konnte. Mehr als die Hälfte der Bewohnerschaft blieb mir bis zuletzt verborgen,[53] weshalb mir allgemeine Schlüsse über eine umfassende Gemeinschaft aller BewohnerInnen unmöglich sind.

Zum anderen gilt mein Hauptinteresse zwar eindeutig dem Schweigen der Bewohnerschaft; um dieses nonverbale Verhalten jedoch nicht künstlich zu fokussieren und isoliert zu betrachten, beinhalten die folgenden Szenen auch verbale Interaktionen, die das Schweigen in seinen natürlichen kommunikativen Kontext einbetten. Auf diese Weise versuche ich, nachvollziehbar zu machen, wann und weshalb Schweigen auftritt oder gar gefördert wird. Im Anschluss an diese vier Szenen, gebe ich erste Interpretationen zur jeweiligen Kommunikation und zu Anzeichen gemeinschaftsbildender Faktoren und Momente. Da diese Interpretationen ausschließlich auf meinen Beobachtungen beruhen, bleiben

53 Verborgen deshalb, da sie die meiste Zeit entweder auf einem anderen Stock oder in ihrem Zimmer verbrachte. Obwohl die Gründe für solch eine räumliche Begrenzung vielfältig sind, nannte mir eine Pflegerin vor allem starke Schmerzen und Kreislaufprobleme als übliche und nachvollziehbare Ursachen des Rückzugs. Dabei gab es zur Zeit der Erstellung dieser Arbeit laut Aussagen des Heimleiters lediglich eine Bewohnerin, die das Bett aufgrund einer Multiple Sklerose überhaupt nicht verlassen konnte.

Erkenntnisse des Theorieteils dieser Arbeit weiterhin explizit unberücksichtigt.

5.2.1.1 Frühstück

Die folgende Szene ereignete sich im Essbereich meines Wohnbereiches. Dabei wurde ich an einen von insgesamt fünf Tischen in der Mitte des Raumes platziert, an dem bereits zwei weitere Personen – Frau Richter und Frau Otto – saßen. Neben uns waren an jenem Morgen noch fünf andere BewohnerInnen an umliegenden Tischen zugegen.

> *Ich bekomme Haferflocken, Banane, Kaffee in Kännchen & Milch im Kännchen, (...) keine Gespräche, Musik/Schlager läuft und Nachrichten über Hagel & Katzen mit Gehirnerschütterung;*
> *Frau Braun kommt, begrüßt freundlich die Runde, keine Reaktion außer von Pflegerin, die ihr Platz zeigt am Tisch hinter uns (Pflegerin bedeutet mir flüsternd von Weitem, dass Braun umgesetzt wurde, weil das gestern nicht gut war mit Frau Richter) (...), Braun schüttelt der ihr vorgestellten Dame am neuen Tisch die Hand;*
> *Richter guckt einige Male grimmig nach hinten zu Frau Braun & einige Male zu Frau Otto neben sich, diese registriert Blick, macht aber nichts;*
> *als Reinigungskraft Zimmer (von Frau Otto) in Blicknähe wischt, beobachten das Otto & Richter, Richter sehr abfällig zwischen Zimmer & Otto hin- und herschauend à la „Sehen Sie mal, das kann ja nix werden ...“, keine Worte;*
> *(...) Pflegerin ermuntert alle einzeln zum Kaffeetrinken, Frau Dietrich (am Tisch Nähe Fernseher) will selber machen (trinken), Pflegerin leicht mimisch genervt: „Kalter Kaffee schmeckt doch nicht.“ – „Doch, der schmeckt.“ – „Na gut.“ (nicht überzeugt), Pflegerin fragt Richter wegen Joghurtaufmachen, diese hört nicht, Pflegerin öffnet ihn dennoch;*

> *(...) Richter fällt Joghurtbecher um, Frau Otto guckt, Richter legt Hand auf Ottos Rollstuhlarmlehne, diese registriert, Richter auch, nichts passiert, keine Worte. (14.08.2013, FT: 17f.)*

Diese Szene, die mein erstes Frühstück im Pflegeheim beschreibt, ist in vielerlei Hinsicht beispielhaft. So wird das Miteinander der BewohnerInnen insbesondere von Schweigen, also nonverbaler Kommunikation beherrscht. Dabei nehmen Blicke eine zentrale und vielfältige Rolle ein. Sie zeugen von Distanz und Solidarität, Selbstfokus und Neugier und füllen somit einen Raum mit Aktion, in dem es auf den ersten Blick als Außenstehende an jeglicher Bewegung und Dynamik zu mangeln scheint. Die Stille der Blicke wird dabei lediglich durch kurze Gespräche, Geschirrgeklapper, das Radio/den Fernseher oder das Pflegepersonal unterbrochen.

Auffällig ist, dass weder die Medien und ihre Inhalte, noch das Ärgernis über das Verhalten der Reinigungskraft oder einen umgefallenen Joghurtbecher ausreichend Beachtung und Relevanz erhalten, um ein Gespräch anzuregen. Auch die vereinzelte Kontaktaufnahme von MitbewohnerInnen oder PflegerInnen wird rasch durch knappe Antworten, nonverbale Reaktionen oder Nicht-Reaktionen blockiert und mündet somit in keinerlei längeren, informativen Austausch. Dadurch erhöht sich zwangsläufig die Wahrscheinlichkeit von Missverständnissen und Konflikten. Doch wie kommt es, dass so viel auf nonverbaler Ebene kommuniziert wird?

Obwohl die Interpretationsmöglichkeiten umfangreich sind, beinhaltet besagte Szene vor allem zwei wesentliche Faktoren, die ein Schweigen erklären: individuelle Kognition – man *kann* nicht anders – und soziale Antipathie – man *will* nicht anders. So ist Frau Richter nicht nur zänkisch, sondern auch stark schwerhörig. Da laute Äußerungen aber die Aufmerksamkeit aller Anwesenden erregen könnten, versucht sie in ihrer Abneigung gegenüber Frau Braun oder der Reinigungskraft, ihre

Tischnachbarin Frau Otto durch geheime Blicke und Gesten mit sich zu solidarisieren. Frau Otto wiederum hält sich aus Konflikten lieber raus, „um nirgendwo verwickelt zu werden", wie sich später herausstellt. Da sie auf ihrem Sitzplatz den Zeichen und Launen Frau Richters jedoch langfristig ausgesetzt ist, scheint sie sich mit einem unverfänglichen Schweigen zu arrangieren. Auch Frau Braun sind die Launen Frau Richters bekannt. Da sie diese jedoch aufgrund einer ausgeprägten Seheinschränkung nicht spontan wahrnehmen und deuten kann, scheint sie ihre friedfertige und leise Höflichkeit gegenüber ihrer ebenfalls leisen Umwelt vorsichtshalber beizubehalten. Man könnte also sagen, dass das Schweigen allen Anwesenden - unabhängig ihrer Sympathien und Fähigkeiten - eine gewisse Art der Vorsicht und des Selbstschutzes ermöglicht.

Inwiefern lassen sich in dieser schweigsamen Frühstückszene nun Faktoren der Gemeinschaftsbildung ausmachen?

Fest steht, dass sich in sehr unterschiedlichen Abständen bis zu 22 Personen des Wohnbereiches in einem Raum einfinden, die der gleichen, relativ intimen Aktivität des Frühstücks nachgehen und sich somit automatisch Gesellschaft leisten. Nichtsdestotrotz herrscht offenbar wenig kommunikative und emotionale Verbundenheit.

Dies liegt zum einen daran, dass die festgelegte Sitzkonstellation die Personen im Rahmen der unterschiedlichen Frühstückszeiten ungleichmäßig im Raum verteilt. Dadurch wird nicht nur räumlich eine soziale Einheit der BewohnerInnen verhindert, sondern auch ein spontanes Interesse und Kennenlernen. So hat derjenige, der abseits sitzt oder mit den Personen in seinem direkten Blickfeld nichts anfangen kann, oftmals keine Möglichkeit, aktiv nach Veränderung und neuen Möglichkeiten zu suchen. Zum anderen ist festzustellen, dass die BewohnerInnen bei der Herstellung eines Kontaktes offenbar nur selten aufeinander eingehen und den gegenseitigen Erwartungen entsprechen. Ungeachtet der diversen Gründe, bleiben Faktoren wie Höflichkeit und Wahrnehmung (wie bei einer Begrüßung) sowie Solidarisierungsversuche regelmäßig unerwidert, was die Bildung einer Gemeinschaft wesentlich behindert.

5.2.1.2 Gymnastik

Bereits beim Warten auf den Beginn der Veranstaltung im Stuhlkreis des Veranstaltungssaales wird unter den 15 bis 20 TeilnehmerInnen der Morgengymnastik überwiegend geschwiegen. Nebenbei läuft ab und an der Fernseher mit einer Tiersendung. Falls Gespräche stattfinden, dann meist nur kurz und zwischen direkten SitznachbarInnen. Sobald die Übungen begonnen haben, lauschen die BewohnerInnen den rhythmischen Anweisungen der Sozialarbeiterin, wobei ein Großteil nicht mitmacht oder döst. Nach den Übungen liest die Sozialarbeiterin abschließend das Wochenmenü und ausgewählte Zeitungsartikel vor. In folgender Szene übernahm das Vorlesen des Zeitungsartikels eine Bewohnerin.

> *(…) als Frau Weiß wieder aus Zeitung vorliest und eine Betreuungskraft Frau Sachs in ihr Zimmer bringen will (weil dieser schlecht ist/ sie Schmerzen hat), motzt Weiß: „Also wenn ihr redet, lese ich nicht weiter!“;*
> *als Frau Gieck auf Toilette muss, echauffiert sich Frau Falk, Weiß: „Die kann wahrscheinlich nicht so lange sitzen.“, Falk: „Ja, aber das ist auch eine gewisse Impertinenz. Die gehört da auch dazu.“, Weiß: „Stimmt.“;*
> *Weiß bringt Frau Peters auffällig Serviette, da sich diese vorher die Nase putzte und das Taschentuch nach Meinung von Weiß schon voll sei, Peters macht sich lustig, indem sie mit der Serviette ganz leicht ihre Nase abstreift, Weiß setzt zum Schimpfen an, lacht dann aber;*
> *Peters bezeichnet Herrn Pfeiffer (starker Laufdrang/Rastlosigkeit), der kurz mit Betreuungskraft reinkommt und dann wieder rausgeht als „besoffen“. (13.09.2013, FT: 101)*

An diesem Beispiel lässt sich eine kompakte und relativ diffuse Abfolge von Beschwerden und Zurechtweisungen einzelner BewohnerInnen erkennen, die das breite Schweigen der Gymnastikgruppe unterbrechen. Dabei deuten einzelne BewohnerInnen ein für sie auffälliges Verhalten anderer als Respektlosigkeit oder persönlichen Affront. Dieses auffällige Verhalten bezieht sich überwiegend auf Körperlichkeiten anderer und die damit einhergehenden Notwendigkeiten und Einschränkungen. Besagte BewohnerInnen tolerieren diese jedoch nicht als solche, sondern vermuten dahinter eine bewusste Absicht, welche gleichzeitig legitime Grundlage der eigenen Kritik wird.

Das Bedürfnis, die eigene Vorstellung von Norm und Ordnung durchzusetzen, wird im Rahmen der Gymnastik vor allem durch den Stuhlkreis gefördert, der eine optimale Beobachtung unter den TeilnehmerInnen gewährleistet. So besteht die besondere Möglichkeit, nonkonformes Verhalten einzelner Gruppenmitglieder sofort zu erkennen, zu kommunizieren und so die eigene Meinung explizit zu machen.

Dabei bestätigt sich zunächst die Beobachtung aus der Frühstücksszene. Wie dort bereits gesehen, führen auch hier spannungsgeladene Momente kaum zu Gesprächen. Obwohl diesmal sogar offene verbale Maßregelungen getätigt werden, scheinen weder die Adressaten der Kritik noch die restlichen BewohnerInnen intensiver auf den Kommentar oder den Kritiker einzugehen. Der Konflikt bleibt damit abermals nur angedeutet oder sehr kurz.

Auf dieser Grundlage offenbart die Gymnastikszene eine weitere Besonderheit des Schweigens. So vermag dieses Schweigen, Konflikte nämlich nicht nur kurzfristig zu beenden, sondern auch langfristig anzuregen. Dabei setzt der Schweigende dem Konflikt zwar möglicherweise bewusst oder unbewusst ein Ende, indem er sein kritisches Gegenüber verunsichert, langweilt oder demotiviert. Gleichzeitig bildet er durch seine Passivität aber eine sichere Angriffsfläche für weitere, wenn auch knappe Zurechtweisungen.

Diese zweite Wirkung des Schweigens lässt sich sehr gut am Verhalten von Frau Weiß und Frau Falk erkennen. Beide zeigen sich grundsätzlich sensibel und verständnislos, was das Verhalten ihrer MitbewohnerInnen anbelangt und versuchen sich demnach, deutlich von ihnen abzuheben. Frau Falk tut dies als wohlhabender Kurzzeitgast bereits durch ihr auffällig gepflegtes Äußeres und das Mitführen einer eigenen Tageszeitung. Frau Weiß wiederum platziert sich stets abseits des Stuhlkreises, von wo aus sie gerne besondere Aufgaben übernimmt, die sonst der Sozialarbeiterin vorbehalten sind. Im Versuch ihre Sonderrollen auch verbal zu betonen, kommt beiden Damen offenbar das breite Schweigen der restlichen TeilnehmerInnen zugute. Da sie auf ihre knappen Zurechtweisungen nämlich nur selten mit einem Feedback rechnen müssen, können sie ungewöhnlich flexibel mit ihren Launen und ihrer Kritik verfahren.[54] Man könnte also behaupten, dass das breite Schweigen für jene, denen weniger an einem Austausch als an einem bloßen Ausdruck gelegen ist, einen relativ berechenbaren und sicheren Raum der Kommunikation bereithält. Dieser bemächtigt sie dazu, spontan Aufmerksamkeit zu erregen, Emotionen Ausdruck zu verleihen und sich somit in einer freien Selbstdarstellung abzuheben.

Inwiefern spricht die Gymnastikszene nun für wahrnehmbare Momente der Gemeinschaftsbildung? Fest steht, dass sich der relativ konstante Teilnehmerkreis von etwa 15–20 Personen zum Zweck der körperlichen Betätigung und des angeleiteten Zeitvertreibs versammelt. Somit bildet sich abermals eine Gemeinschaft der gemeinsamen Aktivität, die jedoch keiner gegenseitigen Abhängigkeit oder sozialen Initiative bedarf. Dies wird auch im Verhalten der TeilnehmerInnen deutlich,

54 Eine Ausnahme bildet in besagter Szene die exzentrische und selbstbewusste Frau Peters, die als „Auffällige" zwar von Frau Weiß zurechtgewiesen wird, darauf jedoch so schlagfertig reagiert, dass Frau Weiß rasch mit ihrer Kritik einlenkt und sie auch zukünftig nicht mehr tadelt.

das trotz des gemeinschaftsfördernden Potenzials des Stuhlkreises kaum Anzeichen der Verbundenheit oder Freundschaft aufweist.

Als ausschlaggebend dafür erachte ich zum einen die entsprechende Verfassung und Konzentration der GymnastikteilnehmerInnen. Da der Zweck der Versammlung die körperliche Betätigung ist, liegen Konzentration und Fokus der BewohnerInnen vorwiegend auf der Sozialarbeiterin, den Übungen und den eigenen körperlichen Möglichkeiten. All dies scheint durch die morgendliche Müdigkeit erschwert, die durch rhythmische Bewegungen und Geräusche noch intensiviert wird. Dementsprechend gering scheint bei vielen die Aufmerksamkeit für die anderen TeilnehmerInnen auszufallen. Zum anderen kann die Offenheit des Stuhlkreises aber gleichzeitig, wie soeben geschildert, die gegenseitige Beobachtung und Kritik anregen. Deshalb vermute ich, dass sich viele der TeilnehmerInnen auch bewusst für ein unauffälliges und passives Verhalten innerhalb der Gruppe entscheiden.

Man kann also sagen, dass in der Morgengymnastik eine vielschichtige Atmosphäre aus Körperfokus, Müdigkeit und offener Beobachtung herrscht, welche eine Eigeninitiative zur spontanen Kontaktaufnahme mit MitbewohnerInnen tendenziell gering hält. Letztlich mangelt es also auch in dieser Konstellation an einer aktiven und losgelösten Gruppendynamik, die eine potenzielle Gemeinschaftsbildung zu einem gewissen Anteil vorantreibt und ausmacht.

5.2.1.3 Terrasse

Die Terrasse des ersten Stockes liegt im Innenhof des Gebäudes und wird von den BewohnerInnen derselben Etage in den warmen Jahreszeiten zum Kaffeetrinken und abendlichen Miteinander genutzt. Dabei finden an einem großen Tisch etwa zehn Personen Platz. Der Kreis, der sich dort versammelt, war zu meiner Forschungszeit relativ fix und schloss viele jener aktiven BewohnerInnen ein, die auch an der Gymnastik teilnahmen.[55] Etwas abseits des Tisches saßen regelmäßig zwei bis drei RollstuhlfahrerInnen, die starke kommunikative und körperliche Beeinträchtigungen aufwiesen und somit nicht an der Tischrunde teilhatten. Am Nachmittag, an dem sich folgende Szene abspielte, waren insgesamt sieben BewohnerInnen zum Kaffee versammelt.

> *Gespräch über anwesende Frau Waldmann (die gerade vom Friedhof kommt):*
> *„Wo war die!?" – „Beim Friedhof!" – „Friedhof?" – „Nein, beim Mann!" – „Wo?" – „In Ludwigshafen!" Waldmann: „Der ist doch nicht in Ludwigshafen, sondern auf dem Parkfriedhof." Anderen: „Ach auf dem Parkfriedhof!" – „Parkfriedhof!"; Waldmann sagt nichts, wirkt bedrückt;*
> *später kommt eine Pflegerin und macht Späße mit Herrn Faber (…), fragt, ob Frau Waldmann erkältet sei, da sie Nase putzt, Waldmann: „Nein, putzen sich die anderen nie die Nase?" (…), Pflegerin meint, dass auch Waldmanns Augen komisch aussehen und fragt nach Kopfschmerz, Frau Pfister antwortet „Nein, die hat keine Kopfschmerzen."; dann wieder Gespräch über Frau Waldmanns Ausflug, „Die war weg!", Pflegerin plötzlich ernst „Wo waren Sie, Frau Waldmann? Wo?" Jmd. anderes: „Auf dem Friedhof!" Wolff: „Ich dachte bei ihrem Mann." Jmd. anderes: „Haja auf dem Friedhof BEIM Mann." Faber macht Witz über toten Mann, Frau Waldmann legt Hände aufs Gesicht/über den Mund, (…) Frau Braun macht einen „netteren" Friedhofswitz, den alle gut finden (…), Waldmann lächelt und sagt „Friedhofswitze …" (14.08.2013, FT: 22)*

---

55 Während sich die deutlich kleinere abendliche Runde relativ spontan und zufällig ergab, stand die Konstellation der Kaffeerunde bereits maßgeblich fest, da PflegerInnen zuvor Geschirr eindeckten und die entsprechenden BewohnerInnen zum Kaffee riefen. Wie sich diese Auswahl genau ergab, ist mir nicht bekannt.

An dieser Szene lassen sich insbesondere kommunikative Unsensibilität und Bevormundung erkennen. Dabei wird innerhalb einer Gruppe über eine Person gemutmaßt, die selbst anwesend ist. Obendrein wird ein empfindliches Thema zur Unterhaltung gewählt, das jene Person betrifft und offensichtlich stark bedrückt. Im Laufe des Gespräches wird besagte Dame nicht nur betont ausgeklammert, sondern gleichzeitig ihrer Antwortmöglichkeiten beraubt. Sie gilt also allem Anschein nach nicht mehr als akzeptable Gesprächspartnerin, obwohl sie kommunikative Fähigkeiten und ein Mitteilungsbedürfnis aufweist. Letztlich wird sie zu einer Art Gesprächsobjekt degradiert – „die da".

Obwohl die Gründe für so ein spürbares Machtgefälle variieren, sehe ich in dieser Szene zwei wesentliche Faktoren, die eine Bevormundung und ein forciertes Schweigen unterstützen: erstens die situative Gruppendynamik und zweitens das exemplarische Sorgeverhalten der Pflegerin. Die Gruppendynamik entwickelt sich dabei zwischen Frau Wolff, Frau Pfister und Herr Faber, die sich alle drei durch Temperament und Schlagfertigkeit auszeichnen. So kommentieren sie regelmäßig offen und ungeniert Ereignisse oder integrieren sich selbstständig in Gespräche anderer. In diesem Fall richtet sich ihr Fokus auf die anwesende Frau Waldmann, die durch ihre ruhige Art und fortschreitende Orientierungslosigkeit bekannt ist. Da sie direkte Mitbewohnerin und fester Bestandteil der Terrassen-Kaffeerunde ist, werden ihr Verbleib und ihre Verfassung regelmäßig zum Gesprächsthema der anderen. Dabei scheint mir als liefere Frau Waldmanns leises, rätselhaftes Verhalten Frau Pfister, Frau Wolff und Herrn Faber die Möglichkeit, einen anregenden und vereinenden Moment des Klatsches und Tratsches zu erleben.

Dass diese ungenierte Diskussion stattfindet, obwohl Frau Waldmann zugegen ist, wird meines Erachtens teilweise durch das Auftreten der Pflegerin legitimiert. Weil sich diese in ihrem Sorgeanspruch nämlich vor allen anderen explizit und skeptisch der Verfassung Frau Waldmanns widmet, verliert Letztere merklich an Eigenständigkeit, Glaubwürdigkeit und Anerkennung. Das vorbildhafte Verhalten der Pflegerin bestätigt die drei BewohnerInnen also möglicherweise in ihrer bevormundenden Art oder gibt ihnen gar das Gefühl, ebenfalls sorgend und einflussreich zu sein. Folglich scheint es, als vermittle das gemeinsame Übertönen einer besonders stillen und hilfebedürftigen Anwesenden manchen BewohnerInnen situativ einen besonderen Reiz oder das Gefühl von Überlegenheit und Macht.

Trotz des deutlichen Machtgefälles offenbarte die Gruppendynamik auf der Terrasse in meinen Augen stärkere Anzeichen für eine Gemeinschaftsbildung als das Miteinander in anderen Kontexten. Dies liegt allem Anschein nach am Ort der Zusammenkunft.

Dadurch, dass sich die Nutzung der Terrasse nämlich als eine jahreszeitliche Besonderheit darstellt und Personen an einem Tisch abseits der üblichen Pflegeräume vereint, entstand dort eine merklich größere Aufmerksamkeit für Geschehen und Umwelt. In diesem Zusammenhang bot sich eine ungewöhnlich breite und dynamische Gesprächsbeteiligung, die eine kurzfristige Verbindung zu schaffen schien. Außerdem lud die Terrasse, die unter freiem Himmel, abseits der hoch frequentierten Gänge und dennoch versorgungstechnisch zentral liegt, zu einem angenehmeren Verweilen ein und schuf somit inmitten der Routine eine unverkrampftere Geselligkeit. Folglich sind es eine durch Abwechslung bedingte Aufmerksamkeit und eine relative Entspannung, die in der Terrassengruppe aussichtsreichere Faktoren für die Entwicklung einer Gemeinschaft schufen.

5.2.1.4 Zufällige Begegnung im Essbereich

Die letzte Szene, die ich analysieren möchte, ereignete sich kurz vor dem Kaffee. Aufgrund des schlechten Wetters wurde dieser an jenem Nachmittag (für die Terrassengruppe ebenfalls) im Wohnbereich serviert. Da der Raum zu jenem Zeitpunkt noch relativ leer war, kam es an einem der Tische zu einem ungewöhnlichen Treffen dreier Damen, die sonst nicht zusammensitzen. Während Frau Braun ihren neuen Platz besetzte, hatte sich Frau Wolff – Bewohnerin eines anderen Wohnbereiches – spontan dazugesetzt. Frau Schröder wiederum schien erst kürzlich umplatziert worden zu sein und somit neu an jenem Tisch zu sitzen.

> *Setze mich zu Braun & Wolff in den Wohnbereich, Frau Schröder kommt klagend dazu, scheinbar sitzt Wolff auf ihrem Platz;*
> *es folgt eine sehr unangenehme Phase des Klagens vonseiten Schröders über unerträgliche Schmerzen (mit sehr gequältem Gesicht und Stimme): „Ich will nur noch sterben.", Braun sagt „Oh ..." und versucht zu trösten, lässt auch Wiederholungen Schröders gelten, spricht teilweise beruhigend mit ihr mit à la „... habe meine Mutter gepflegt, bis sie 90 war." (Braun beendet Satz zusammen mit Schröder), Braun sagt, sie verstehe das alles nicht, dass die Ärzte bei Schröder nichts finden und dass der Schmerz nicht aufhöre, sagt, dass wir ihr aber auch nicht helfen könnten, so sehr wir es wollten, wir ja keine Ärzte seien; (...)*
> *wir versuchen sie zu Kaffee & Kuchen zu bewegen, sie will, dass Arzt kommt, (...) klagt ununterbrochen weiter, Wolff zeigt sich verständnisvoll, erzählt irgendwas von einer Schmerzkrankheit, Schröder motzt plötzlich los, scheint entnervt, sagt „Ich habe auch gearbeitet!", kurzer Zoff, dann wieder vorbei. (19.08.2013, FT: 44)*

Hieran zeigt sich, inwiefern der monologische Charakter wiederholter, klagender Aussagen und Forderungen, das Wirken von GesprächspartnerInnen übertönen und letztlich zu allgemeiner Frustration und Verständnislosigkeit führen kann. Indem die leidende Frau Schröder ihre neuen GesprächspartnerInnen ohne Umschweife mit schwerwiegenden Aussagen konfrontiert, gibt sie weder ihnen noch dem Gespräch den nötigen Raum sich allmählich zu entfalten. Dabei fährt sie in ihrem Schmerzfokus und Redebedürfnis ununterbrochen damit fort, neue

Unzufriedenheiten kundzutun und verliert dadurch offensichtlich die Aufmerksamkeit für ihre Gesprächspartnerinnen sowie das ihr entgegenbrachte Verständnis. Gleichzeitig evoziert sie bei Frau Braun und Frau Wolff, die sich selbst erst kürzlich gesetzt haben, immer neue Versuche der empathischen Reaktion zur Bewältigung der schweren und unangenehmen Thematik. Da diese Bemühungen jedoch aufgrund der inadäquaten Äußerungen Frau Schröders scheitern, bleibt die Stimmung negativ und belastend. Es zeigt sich somit, dass beide Parteien einen unterschiedlichen Anspruch an das Gespräch besitzen, wodurch dieses zwar dennoch gemeinsam und zu einem emotionalen Thema stattfindet, sich aber letztlich als inhaltsleer, entmutigend und missglückt erweist.

Dabei zeichnet sich eine Gemeinschaftlichkeit einerseits darin ab, dass sich eine Bewohnerin mit Leid und Problemen an ihre MitbewohnerInnen wendet und eine verständnisvolle Behandlung erfährt. Andererseits schaffen Verständnis und Fürsorge keineswegs die erwartete Erleichterung und Verbindung.

Einen wesentlichen Grund für dieses Phänomen sehe ich in der dominanten Wirkung individueller Probleme. So scheint es, als würde es vielen BewohnerInnen oftmals schwerfallen, ein eigenes zentrales, unabänderlich erscheinendes Problem sensibel an MitbewohnerInnen zu kommunizieren. Dabei fehlt ihnen offenbar die Geduld, diese subjektive Thematik in Ruhe darzustellen und auch Ratschläge anzunehmen. Bei den ZuhörerInnen wiederum, mag dies ein Gefühl der Geringschätzung und Distanz auslösen, da der Eindruck entsteht, dass es dem jeweiligen Bewohner lediglich um eine Formulierung seines Leides und nicht um eine nachvollziehbare Erklärung oder einen Beistand geht. Es deutet sich also an, dass das Teilen persönlicher Probleme in diesem Fall mehr Differenzen als Gemeinsamkeiten zwischen den BewohnerInnen offenbart und somit einen wichtigen Weg der Gemeinschaftsbildung verstellt.

Exkurs: Positionierung der Forscherin im kommunikativen Miteinander

Welche Position und Rolle nahm ich in dieser komplexen und dennoch gleichmäßigen Kommunikation der BewohnerInnen ein?

Grundsätzlich versuchte ich, mich in Position und Rolle so wenig wie möglich von meinen vorwiegend stillen und regelkonformen MitbewohnerInnen abzuheben, hielt mich dementsprechend an die Sitzordnung und zielte auf eine kommunikativ neutrale und hintergründige Position ab.

Dies gelang mir einerseits ausgesprochen gut, da mich die Mehrheit der BewohnerInnen überraschend selten ansprach oder ins Gespräch involvierte. Andererseits geriet ich dennoch in diverse emotionale Konflikte, die die angestrebte Neutralität und Hintergrundhaltung zur Herausforderung machten.

So hatte ich zum einen Mühe, Missverständnisse Dritter ungeklärt und offene Konflikte unkommentiert zu lassen. Dies gründete auf der einfachen Tatsache, dass ich schon früh persönliche Präferenzen entwickelte und somit automatisch während meiner Beobachtung eine emotionale Position bezog. Auch wenn es mir in der Mehrheit der Fälle gelang, in schwierigen, angespannten Situationen vor Ort zu bleiben und verbale Kommentare zu unterdrücken, machte ich meine Einstellung doch ab und an mit nonverbalen Zeichen deutlich, indem ich jemandem zuzwinkerte, an die Hand fasste oder dem Schimpfenden keine mimische Rückmeldung gab.

Zum anderen versetzten mich vor allem meine erste Mitbewohnerin Frau Richter und meine zweite Mitbewohnerin Frau Köhler in ernsthafte kommunikative Bedrängnis. Dabei versuchte Frau Richter, mein Verhalten zu lenken, indem sie mich mit strengen Blicken und Kommentaren bedachte, sobald ich mich bei Tisch umdrehte, um Kontakt mit anderen BewohnerInnen aufzunehmen („Essen Sie mal lieber!"). Auch beim

Zubettgehen ermahnte sie mich einige Male, dass die anderen „falsch" seien und ließ dieser Aussage Tränen oder weitere Beschimpfungen folgen. Dementsprechend fand mein Austausch mit den anderen BewohnerInnen meist „versteckt" oder in Abwesenheit Frau Richters statt, um einem Streit oder einer angespannten Atmosphäre im gemeinsamen Zimmer zu entgehen. Mein kommunikatives Verhalten war in Anbetracht dessen also keineswegs neutral, sondern vielmehr Ausdruck der sozialen Spannungen, denen ich mich in einer großen Gruppe an Menschen unmöglich entziehen konnte.

Meine zweite Zimmernachbarin Frau Köhler beeinflusste meine kommunikative Teilnahme in der dritten Woche der Feldforschung wiederum insofern, dass sie weder mit mir sprach, noch mir irgendeine andere Form der Aufmerksamkeit zuteil werden ließ, was mein Verhalten gegenüber den anderen MitbewohnerInnen deutlich intensivierte. So lag Frau Köhler fast ausschließlich in ihrem Bett und verließ dieses nur sehr selten für das Essen am eigenen Tisch oder einen Toilettengang, der sie durch mein kleines Durchgangszimmer führte. Da sie mich in ihre wenigen Handlungen und Bewegungen weder mit Blicken noch mit Worten einbezog, entwickelte ich in ihrer Nähe neben einem starken Unwohlsein, auch eine erhöhte kommunikative Sensibilität und die Neigung ihre Handlungen zu überinterpretieren.

> *Bescheidene erste Nacht gehabt; erst einmal ein Kissen auf den Kopf gelegt gegen Frau Köhlers Fernseherlärm aus Nebenzimmer, was unbequem war (…); dann fiel mir ein, dass ich die Durchgangstür ja schließen kann, da Köhler laut Pflegerin Urinbeutel hat, lehne Tür an; TV erst gegen 23.40 Uhr aus, Licht aber noch an;*
> *später fällt mir ein, dass Köhler scheinbar immer Licht an hat und vielleicht schon schläft; habe sehr unruhigen Schlaf mit komischen Träumen, da ich gar nicht weiß, ob Pfleger noch reinkommen oder*

aber Köhler; bleibe deshalb ungewohnterweise ständig mit Gesicht zur Tür gedreht; (...)
später kommt Köhler mal rein, geht ohne zu gucken ins Bad und wieder raus, lässt Badlicht an (...) sie ist wie Geist, ohne Kommunikation ist das so schwer einzuschätzen das Miteinander und gar die erste Nacht. (27.08.2013, TB: 74)

Infolge dieser „distanzierten Nähe" kommunizierte ich außerhalb des Zimmers und beim Wiedersehen mit meinen MitbewohnerInnen des ersten Wohnbereiches um einiges intensiver, herzlicher und ungebremster. Die anfänglich geplante kommunikative Neutralität und Hintergrundhaltung lösten sich also zeitweise in einem starken Bedürfnis nach Wahrnehmung, Anerkennung, Bezug, Orientierung und Sicherheit auf.

So zeigt sich, dass meine angestrebte kommunikative Position und Rolle im Laufe der Teilnehmenden Beobachtung einigen emotionalen Konflikten ausgesetzt waren. Obwohl sie im theoretischen Vorsatz maßgeblich unverändert blieben, hatten sie in der Interaktion selbst sicherlich einen spürbar diversen Effekt auf meine MitbewohnerInnen; auch wenn sich diese in meinen Augen nichts anmerken ließen. Am Ende machten mir diese Konflikte am eigenen Leib sehr klar deutlich, wie viele Emotionen und Bedürfnisse ein passives Verhalten und Schweigen verbergen, mitteilen und auslösen können.

5.2.2 Interviews zum Thema Zusammenleben

Zehn der zwölf BewohnerInnen, die ich zu einem Interview einlud, waren mir bereits aus meiner Teilnehmenden Beobachtung bekannt. So befragte ich Frau Wolff, Frau Braun, Frau Weiß, Frau Waldmann, Frau Arnold, Frau Böhm, Frau Peters, Herrn Kaiser, Herrn Hahn und Herrn Berger. Um jedoch auch jenen Teil der Bewohnerschaft zu berücksichtigen, der mir während der Teilnehmenden Beobachtung weitestgehend verborgen geblieben war, integrierte ich ebenso Frau Albrecht und Frau

Keller, zwei Damen, die die meiste Zeit fernab der Gruppe auf ihren Zimmern verbringen. Das fertige Sample beinhaltete somit BewohnerInnen von vier unterschiedlichen Wohnbereichen.

Da ich allen zwölf BewohnerInnen sehr offene Fragen zu ihrem Alltag und Zusammenleben im Pflegeheim stellte, ergaben sich keine Aussagen mit den konkreten Begriffen Gemeinschaft und Kommunikation, die ich direkt wiedergeben und vergleichen könnte. Vielmehr machte der offene Verlauf des Gespräches und die selbstständige Bezugnahme auf MitbewohnerInnen deutlich, welche Relevanz diese für den Alltag der jeweiligen InterviewpartnerInnen besitzen.

Dabei zeigte sich zweierlei. Zum einen war vielen die Vorsicht bei der Schilderung von Erfahrung, Kritik und Sorge anzumerken, was letztlich darin mündete, dass zahlreiche Gedankengänge mit der abrupten Betonung der eigenen Zufriedenheit innerhalb der Institution oder mit der Anerkennung der Ausweglosigkeit einer Problembehandlung beendet wurden. Zum anderen neigten alle InterviewpartnerInnen dazu, eher über die sehr persönliche Tagesroutine und Pflege als über das Zusammenleben mit MitbewohnerInnen zu berichten.

Gerade diese inhaltliche Dynamik und das gewisse Auslassen von Alltagsbereichen offenbarte letztlich jene alltägliche Relevanz oder auch Irrelevanz von MitbewohnerInnen, auf die ich abzielte. Zudem waren die Aussagen über MitbewohnerInnen zwar rar, aber äußerst explizit. Folglich lassen sich durchaus gewisse Haltungen ablesen, die ich im Folgenden in drei Haltungen gegenüber der Gemeinschaft und vier Haltungen gegenüber der Kommunikation unterteile.[56]

---

56 Den Begriff der Haltung ziehe ich deshalb jenem der Meinung, Einstellung oder Wahrnehmung vor, da ich durch ihn meine offene Frageweise und interpretative Leistung unterstreichen möchte. Folglich dreht es sich mehr um das spontane, individuelle Auftreten meiner InterviewpartnerInnen gegenüber Gemeinschaft und Kommunikation und weniger um eine ihrerseits in Aufforderung getätigte intensive und bewusste Reflexion jener Themen.

Dabei ist es zum einen wichtig darauf hinzuweisen, dass meine Entscheidung, die Haltung gegenüber einer Gemeinschaft vor jener der Kommunikation zu beleuchten, nicht bedeutet, dass Erstere die primäre Bedingung für Zweitere wäre. Folglich fließen in die Haltung gegenüber einer Gemeinschaft bereits maßgebliche kommunikative Erfahrungen und somit eine Haltung gegenüber der Kommunikation mit ein.

Zum anderen habe ich mich dazu entschieden, Dialekte und Akzente meiner GesprächspartnerInnen in den folgenden Zitaten möglichst wortgenau ins Hochdeutsche zu übersetzen. Dies soll nicht nur unfachmännische Inkonsistenzen einer direkten Transkription vermeiden, sondern ebenfalls eine bessere Verständlichkeit bei einem breiten Leserpublikum gewährleisten.

Um die Zitate dennoch lebendig zu halten, belasse ich Wort- und Satzabbrüche (Beispie-), Wortwiederholungen (sehr, sehr), Betonungen (BeTONung) sowie lang gezogene Silben (laaang). Parasprachliche und sprachbegleitende Handlungen und Ereignisse mache ich durch ((lacht)) und ((lachend)) kenntlich, Auslassungen im Transkript mit (…) und Sprechpausen mittels (–).

5.2.2.1 Haltung gegenüber einer Gemeinschaft

Die Haltungen, die ich gegenüber einer Gemeinschaft unterscheide, drücken sich in drei Relationen aus, in die sich die jeweiligen InterviewpartnerInnen zu ihren MitbewohnerInnen setzten. Dabei schienen sie entweder eine Gleichheit, eine Differenz oder eine Unsicherheit gegenüber den anderen zu empfinden.

Da eine soziale Positionierung auch immer mit individuellen Erfahrungen aus der Vergangenheit zusammenhängt, möchte ich diese ansatzweise in die Interpretation mit einfließen lassen. Dies erfolgt insbesondere an jenen Stellen, an denen die Befragten durch Wiederholung oder Betonung auf solcherlei Erfahrungen als für sie prägend hinwiesen.

5.2.2.1.1 Gleichheit

Eine Gleichheit gegenüber MitbewohnerInnen äußerte sich nur bei einem kleinen Teil der Befragten. Dabei meint diese Gleichheit keine Homogenität, sondern vielmehr, dass sich alle in ihrer natürlichen Unähnlichkeit recht ähnlich sind, also zum Beispiel alle irgendeine Art von Problemen haben.

Diese Auffassung kam vor allem bei drei Damen zum Tragen, die regelmäßig an Gemeinschaftsaktivitäten teilnahmen und starke Empathie, Vorsicht und Geduld im Umgang mit ihren MitbewohnerInnen zeigten. Frau Arnold ist eine davon:

> *Viele vertragen sich, viele nicht, wie das eben bei den Menschen ist. (...) Gemischt. (-) Gibt immer mal Schwierigkeiten natürlich, ist menschlich. (-) Aber desss ergibt sich. (...) Ach, dass die einen das wollen und die anderen das und jeder will was anderes und (-) dann sind sie unzufrieden und (-) wie es eben so ist. (...) jeder hat seine Eigenart, nicht wahr. (..) Und die muss man ihm aus LAssen! (-) WICHtig! (Frau Arnold, 07.10.2013, IT: 88)*

Dieser tolerante Gemeinschaftssinn rührt höchstwahrscheinlich von Frau Arnolds Vergangenheit als Pädagogin. So spricht sie auffallend selten über sich und tendiert eher dazu, das Verhalten anderer relevant und verständlich zu machen.

Recht ähnlich klingt Frau Waldmanns Aussage, die jedoch in starkem Bezug zu leidvollen Erinnerungen an die Kriegszeit steht.

> *Ja, das ist wichtig [das Vertragen]. Denn jeder hat ja irgendwie andere Gedanken, die eben so- (-) das- (-) naja (-) neinein das geht gut, also (...) Ich habe mich an alles gewöhnt, wenn man kann- wenn man will, kann man es auch, nicht wahr? Wenn man weiß es MUSS sein, dann geht schon alles, ja (...) Wir vertragen uns gut,*

> *also jeder muss eben manchmal nachgeben, nicht wahr? (–) Ach nein, wir vertragen uns alle (–) nicht wahr (–) jeder hat irgendein Schicksal und (–) das- (–) das schaffen wir schon. (Frau Waldmann, 07.10.2013, IT: 86; Zus.: VC)*

Was hier deutlich wird, ist ein intensives und erlerntes Bemühen um Selbstbeherrschung, Zuversicht und das Vermeiden von Klagen innerhalb eines herausfordernden, sozialen Kontextes. All diese Faktoren stehen bei Frau Waldmann in direkter Verbindung mit ihrer damaligen Vertreibung aus Osteuropa und der Bewältigung des abrupten Abschieds, Ereignisse, die sie während des Interviews mehrfach ansprach.

Auch Frau Braun zeigt eine Duldsamkeit, die an jene Frau Waldmanns erinnert. Bei ihr rührt diese jedoch maßgeblich von einer schweren Jugend als geschiedene Frau, in der sie sich erheblichem gesellschaftlichen Druck der provinziellen Nachbarschaft ausgesetzt sah.

> *Manchen Menschen ist man angenehm, manchen vielleicht nicht angenehm, aber das war ja schon das ganze Leben so, nicht wahr, das kommt jetzt nicht erst jetzt so. (…) Naja ich denke eben, dass ich mich nicht so ganz unmöglich benehme. (…) Es ist auch Voraussetzung dafür, wie man zusammen lebt. (–) Es kann nicht nach dem eigenen Kopf gehen, sondern man muss sich ein- einfügen (–) in eine Gesellschaft. Wenn man dazu gezwungen ist, sozusagen, und überHAUPT, man muss sich genau- im Geschäftsleben hat man sich auch zusammen- da hat man sich auch zusammenleben müssen und- also den ganzen Tag. Muss man auch Rücksicht auf den anderen nehmen oder die auch auf einen und da kommt man am besten weg. (Frau Braun, 25.09.2013, IT: 62)*

Es scheint also, als wären sich alle drei Damen darüber einig, dass der Mensch stets in Bezug zu anderen Menschen lebt und eine entsprechende

Gesellschaft und Gemeinschaft natürliche Charakteristika besitzt, die es in allen Lebenslagen zu akzeptieren gilt.

Um sich innerhalb dieser sozialen Verbindungen zurechtzufinden, bedarf es der Entsagung, Anpassung und Nachsicht jedes einzelnen Mitgliedes. Diese Überzeugung führt dazu, dass alle drei Damen keine Hierarchie, sondern eine Haltung der Gleichheit gegenüber dem Rest der BewohnerInnen pflegen und zeigen.

5.2.2.1.2 Differenz

Sehr viel häufiger als diese Gleichheit scheinen die Befragten jedoch eine Differenz zwischen sich und ihren MitbewohnerInnen zu empfinden. Diese offenbart sich in drei Formen: in einer Überlegenheit, Unterlegenheit und einer Andersartigkeit, die schwer zu definieren ist und sich somit zwischen Über- und Unterlegenheit bewegt.

Am eindeutigsten war bei den Befragten eine Haltung der Überlegenheit auszumachen. Diese offenbarte sich typischerweise in negativen Berichten über einzelne MitbewohnerInnen oder der Überbetonung eigener, noch vorhandener Fähigkeiten im Gegensatz zur Konstitution anderer. Ursprünglich für diese persönliche Erhöhung schien bei vielen der Widerwille zu sein, sich einer Bewohnerschaft anzuschließen, die mit gewissen Altenheimklischees behaftet ist.

So betonte Frau Keller, eine sehr kritische und engagierte Dame zum Beispiel mehrfach ihre fortgeführte und sie im Kontext des Heimes auszeichnende Selbstständigkeit und Selbstbestimmung.

> *Zwanzig Jahre war ich mindestens selbstbestimmt nach der Scheidung. (–) Selbstbestimmt und da ging es mir (–) glänzend. (…) und oft sehen mich die Pfleger den ganzen Tag nicht, weil ich alles, was ich- ich lass kein- ich drück nicht auf den Knopf, ich kann alles selber tun. Und selbst wenn es noch so schwer ist. (Frau Keller, 24.09.2013, IT: 42f.)*

Doch nicht bei allen bestand solch eine distanzierende Wirkung von Altenheimklischees bereits vor dem Einzug. So entwickelte sie sich bei einigen anderen erst im Laufe ihres Aufenthaltes, wie bei Frau Albrecht infolge einer Rückmeldung ihrer Bekannten.

> *Oder da nebenan war ein Mann (–) das werden Sie noch mitgekriegt haben. (–) Ich weiß es nicht. (–) Der Herr- (–) Gott, wie hat er geheißen? (–) Der hat immer auf den Boden gemacht. (–) Ja, so. (–) Ist Besuch gekommen zu mir, haben sie gesagt: „Mensch, bei dir stinkt es wie im Altenheim." (–) Habe ich gesagt: „Ich kann nichts dafür." (Frau Albrecht, 19.09.2013, IT: 16)*

Aus ebendieser Scham, dem Unwohlsein und der Machtlosigkeit, die die eigene Mitgliedschaft im Klischee behafteten Heim vor allem gegenüber Bekannten und Außenstehenden auslösen kann, entsteht so oftmals eine konkrete Ablehnung gegen MitbewohnerInnen, die sich nicht selten zu einer langfristigen Distanz und Überlegenheitshaltung entwickelt.

Dabei ist Frau Albrecht nur ein halbwegs gutes Beispiel für die Kategorie der Überlegenheit. So steht sie viel mehr für jene BewohnerInnen, die zwar eine Differenz zwischen sich und ihren MitbewohnerInnen schildern, diese aber so formulieren, dass keine klare Über- oder Unterlegenheitshaltung erkennbar ist. Ausschlaggebend für die schwierige Einordnung dieser geschilderten Andersartigkeit ist, dass keine eindeutige Hervorhebung eigener Fähigkeiten oder aber Einschränkungen im Vergleich zu den MitbewohnerInnen stattfindet, sondern eine Mischung aus beidem: eine Hervorhebung der Besonderheit der eigenen Einschränkung. Aus dieser Kombination ergibt sich eine Unterlegenheit (Einschränkung) bei gleichzeitiger Überlegenheit (Besonderheit) – also ein doppelter Auslöser für eine gewisse Distanz zu den MitbewohnerInnen. Anschaulich wird dies an den folgenden Beispielen.

So ist die bereits erwähnte Frau Albrecht eine ehemalige Fachkraft aus dem Gesundheitswesen, die sich sehr auf Höflichkeit bedacht zeigt. Da sie sich durch ihre ausgeprägte Schwerhörigkeit stark eingeschränkt fühlt, verbringt sie die meiste Zeit auf ihrem Zimmer. Ihr wichtigster Kontakt, Frau Maas vom selben Stock, ist vor geraumer Zeit verstorben, was für Frau Albrecht einen unersetzbaren Verlust darstellt. Das Bild, das sie sich nun von ihrer Umwelt macht, sieht folgendermaßen aus:

> *Ich habe auch schon (–) ähm (–) Patienten (–) -tinnen (–) -tinNEN beobachtet, die aus meinem Fach und aus einem anderen Fach Schlüpfer geholt haben. (…) Habe nichts gesagt, aber ich habe es den Schwestern gesagt. (…) Und da hat sie gesagt: „Da machen wir nichts. Wir müssen (–) noch mehr Beweise haben, dass diejenige da reinfasst." (–) Ist nichts gemacht worden. (…) Ha, die nehmen das gar nicht so tragisch. (–) Aber ich wollte nichts sagen (–) weil ich mit ihr [der besagten Bewohnerin] leben muss. (…) Ah, das hat mit dem Zusammen- (–) mit der Rücksichtnahme, mit der blöden (…) Ja (–) und sonst (–) seit die Frau Maas tot ist die zwei Jahre, habe ich niemanden mehr, keinen Anschluss mehr (–) gehabt. (…) Wissen Sie, wir waren beiiide normaaal (–) und (–) äääh (–) da hat man halt alles, was ich jetzt mit Ihnen rede ((amüsiert)) (–). (Frau Albrecht, 19.09.2013, IT: 15; Zus.: VC)*

Frau Albrecht hegt also nicht nur angesichts zeitweise penetranter Uringerüche, sondern auch nervenaufreibender Beobachtungen, die ihren äußerst privaten Besitz betreffen, einen Unmut gegenüber dem Tun einiger MitbewohnerInnen. Obendrein unterstreicht sie ihre Normalität, die sie exklusiv mit Frau Maas geteilt habe. Was auf den ersten Blick wie eine Überlegenheitshaltung aussieht, offenbart sich auf den zweiten Blick als eine Frustration über drei unabänderliche Einschränkungen: die eigene

Schwerhörigkeit, das Angewiesensein auf die PflegerInnen und den Verlust der einzigen Freundin.

Dabei steigern alle drei Faktoren die Isolation Frau Albrechts – die Schwerhörigkeit, die sie sinnlich und letztlich auch räumlich beeinträchtigt, die abgegebene hauswirtschaftliche und auch soziale Verantwortung an die PflegerInnen, die ihr eine starke Duldsamkeit und Nachsicht abverlangen sowie die verstorbene Freundin, die den Verlust einer „normalen", da verständnisvollen Interaktion symbolisiert. In dieser kompakten Isolation mag Frau Albrecht zurecht den Anschein haben, dass sie sich in einer besonders bedrückenden und für andere nur schwer begreiflichen Lage befindet.

Um einiges unverblümter als Frau Albrecht, wenn auch ähnlich mehrdeutig, stellt Herr Hahn seine Andersartigkeit gegenüber der Bewohnerschaft dar. Dabei ist er Kriegsveteran und durch Krankheit auf den Rollstuhl angewiesen. Die entsprechend vielfältigen Schmerzen stellen eine starke tägliche als auch nächtliche Belastung für ihn dar.

> *Weil die Menschen (–) gehören sortIERT! (…) Du kannst zum Beispiel mich nicht mit einem anderen vergleichen. (–) Kannst du (–) dir das vorstellen, wie das geht?! (–) Weil (–) die Menschen, habe ich dir gesagt, müssen sortiert werden. (…) die einzelnen Menschen (–) sind körperlich schwach (–) oder sind vom Gehirn her schwach. (–) Die Menschen sind (–) entmüüündigt (…) und zweitens fallen Menschen in das System (–) der Entmündigung ihres Alters. (…) Oder drittens werden sie alt. Das heißt, sie werden (–) untauglich (–) und können sich nicht selbst (–) in der Welt orientieren. (…) Und das heißt, dann kommen sie in Krankenhäuser und wenn die Krankenhäuser das bestätigen, da bist du dann nicht mehr WÜRDIG! (–) Frei zu- zu (–) zu- sigi-sigi-EXISTIEREN! Das heißt, dann kommst du in ein Pflegeheim. (–) Da musst du dich da-da abfinden. (Herr Hahn, 20.09.2013, IT: 29)*

Herr Hahn glaubt also, dass alle BewohnerInnen durch eine Entmündigung des Alters vereint sind und sich gleichzeitig in ihrer individuellen physischen und psychischen Beeinträchtigung voneinander unterscheiden. Dementsprechend betont er seine eigene Sonderrolle, die einen Vergleich mit den anderen unmöglich mache.

Grundlegend für diese Einstellung mag zum einen Herr Hahns Körper sein, der ihm eine stete, intensive Aufmerksamkeit abverlangt und einen Vergleich mit den Leiden anderer unmöglich oder gar überflüssig macht. Zum anderen verweist Herr Hahns Wortwahl ganz offensichtlich auf seine Militärkarriere. Obwohl der Gedanke einer Sortierung von Menschen anhand ihrer Körperlichkeit stark an die Rassentheorie der NS-Zeit erinnert, möchte ich mich hier vor einer Überbewertung hüten. Viel aussagekräftiger sind meines Erachtens Herr Hahns häufige und hitzige Vergleiche zwischen dem damaligen Kriegs- und dem heutigen Pflegesystem (als System der Entmündigung). Diese erwecken in mir die Vermutung, dass Herr Hahns betonte Andersartigkeit und Sonderrolle mit der aus heutiger Sicht schmerzlichen Erinnerung an die damalige Machtposition und aktive Jugendlichkeit zusammenhängen. Dadurch erscheint ihm seine persönliche Entmündigung womöglich nicht nur zentral, sondern auch besonders tragisch und unvergleichlich.

Es zeigt sich also, dass Frau Albrecht und auch Herr Hahn zwar eine Differenz zwischen sich und ihren MitbewohnerInnen schildern, diese aber maßgeblich auf ihre eigenen Einschränkungen beziehen. Folglich äußern sie sich gegenüber ihren MitbewohnerInnen weder feindselig noch anklagend. Im Rückblick auf die bereits beschriebenen Haltungen fällt nun auf, dass diese Einstellung schon einmal Erwähnung fand, wenn auch in einer anderen Kategorie. So ähnelt sie sehr stark den Aussagen von Frau Arnold, Frau Braun und Frau Waldmann, die ebenfalls sehr tolerant von Differenzen berichteten. Wie komme ich nun dazu, den einen eine Haltung der „Gleichheit" und den anderen eine Haltung der „Differenz" zuzuschreiben?

Der wesentliche Unterschied liegt in meinen Augen darin, dass die einen die Individualität und Heterogenität der Bewohnerschaft als natürliche Unähnlichkeit innerhalb einer Gemeinschaft ansehen, die im Heim schlichtweg weiterbesteht, während die anderen diese als ungewöhnliche, altersspezifische und belastende Zumutung empfinden, die ein Umdenken erzeugt. Dabei fahren Erstere offenbar damit fort, die eigene Individualität im Bezug zu den anderen zu relativieren und können somit eine Art der Gleichheit empfinden, während Letzteren ebendiese natürliche Aufmerksamkeit aufgrund des eigenen Schmerzfokus und der daraus resultierenden Egozentrik in gewissem Maße „abhanden kommt" – es entsteht die besagte Distanz und Haltung einer Differenz.

Die fehlende und letzte Form der Differenz ist die der Unterlegenheit. Da sie häufig mit einer Unsicherheit mit sich selbst oder anderen Menschen einhergeht, beleuchte ich sie mitsamt des nächsten Punktes.

5.2.2.1.3 Unsicherheit

Neben Gleichheit und Differenz ist die Unsicherheit ein Gefühl, das beachtlich viele PflegeheimbewohnerInnen gegenüber ihren MitbewohnerInnen zu verspüren scheinen. Im Rahmen des fremdorganisierten Alltages rührt es insbesondere von einem Informationsdefizit, das in der institutionellen Intransparenz gründet.

> *Ich weiß auch NICHT, wenn jemand Neues kommt. (…) Es wird niemand vorgestellt. (–) Es wird NICHT gesagt, wenn jemand stirbt. Das sind so Sachen, die mich auch (–) ähm (–) reizen, nicht wahr. (–) Außer der Schwester Anna, wenn DIE grad Dienst hat, sagt sie: „Gestern oder heute Nacht oder heute Morgen ist die Frau Sowieso gestorben." Ja wenn man immer (–) in so einem Verein ist, dann will man das auch wissen. (…) Oder (–) da ist (–) äh (–) wir haben eine neue Frau gekriegt, die Frau Schmidt, will ich jetzt mal einen Namen sagen irgendwie, (–) nicht wahr?! Dann weiß ich immer noch nicht:*

wo sitzt die, welche ist das, sind ja noch mehr Neue da. (–) Man ist jetzt fremd. (–) Fremd in der Masse. (…) Aber ich- da ich nichts höre, ist mir das wurst. (Frau Albrecht, 19.09.2013, IT: 19)

Frau Albrecht spricht aus, was offenbar viele der BewohnerInnen betrifft: Man fühlt sich nicht ausreichend informiert, was persönliche Daten und Veränderungen innerhalb der Bewohnerschaft anbelangt.[57] Dadurch ergeben sich nicht nur Schwierigkeiten für die eigene Orientierung, sondern auch für die Kommunikation, da ohne die Kenntnis von Namen seltener Bezug auf Personen genommen werden kann. All dies erschwert den BewohnerInnen zum einen den sorglosen sozialen Umgang und bereitet ihnen zum anderen Ärger sowie Frustration hinsichtlich einer institutionell bedingten Ahnungslosigkeit und fehlenden Wertschätzung.

Über dieses organisatorische Informationsdefizit hinaus, gibt es viele BewohnerInnen, die aufgrund einer kognitiven Beeinträchtigung keine Details zu ihrer Umgebung behalten können und somit an einem Informationsdefizit leiden, das körperliche Ursachen besitzt. So auch Herr Berger, der stark desorientiert ist und sich verwundert und frustriert über das ihn umgebende Treiben zeigt.

57 Zum Zeitpunkt der Forschung wurden neue HeimbewohnerInnen, Kurzzeitpflegegäste sowie Geburtstage und Verstorbene einmal im Monat in der Heimzeitung aufgeführt, wobei deren Erscheinung recht unregelmäßig ausfiel. Aktuell hat sich wieder eine Regelmäßigkeit etabliert, wobei die ausgelegte Heimzeitung jedoch grundsätzlich nur einen Teil der BewohnerInnen (u. a. praktisch und/oder kognitiv) erreichen kann. Daneben werden die Namen kürzlich Verstorbener in einem Bilderrahmen im Empfangsbereich des Heimes aufgeführt. Geburtstags- und Trauerfeiern finden ebenfalls in regelmäßigen Abständen statt. Für Erstere werden meist mehrere Personen aus einer gewissen Zeitspanne zusammengefasst und in der Gruppe gewürdigt.

> *Ja (–) das ist es ja. Man WEIß ja GAR nicht, wo der andere anfängt und wo er aufhört. (…) Ich kann es nicht- ich kann nicht sagen, ist da der Herr SOOO, ist das der Herr SOOO, ist dagestanden vor zehn Minuten. Ist jetzt- ist die- sind die anderen DA und DIE und DA und DIE und DA und da, es ist alles, es ist also alles VON UND MIR zugelaufen. (…) Ich kann nicht sagen, was ich jetzt (–) denke, dass ich mir- wenn ich jetzt (–) nein, es gibt, es gibt, es gibt nichts. (…) Nichts Anhaltendes und nichts Fernes. (Herr Berger, 30.09.2013: 70 ff.)*

Für einen beachtlichen Teil der BewohnerInnen ist die soziale Umgebung also nur schwer einzuschätzen, da aus unterschiedlichen Gründen die nötigen Informationen fehlen. Ohne solch eine Orientierung ist es nicht nur schwer, sich innerhalb der Bewohnerschaft zu positionieren, sondern auch eine Haltung gegenüber einer Gemeinschaft zu entwickeln.

5.2.2.2 *Haltung gegenüber der Kommunikation*

Es scheint eine logische Schlussfolgerung, dass sich die individuelle Haltung gegenüber einer Gruppe entscheidend auf das Zustandekommen und den Verlauf von Kommunikation auswirkt und diese Kommunikation jene Haltung wiederum rückwirkend bestätigt oder verändert.

Welche genaue Entwicklung dieser Prozess nun bei den einzelnen Befragten nahm, ist aus meiner Sicht nur schwer nachzuvollziehen. Was sich während der Interviews jedoch ausmachen ließ, sind momentane Haltungen gegenüber der Kommunikation mit MitbewohnerInnen, die auffallend negativ ausfallen. Dabei zeigen sich folgende vier Motive: Resignation, Selbstschutz, Desinteresse und eine anhaltende Bemühung.

Da sich alle vier Motive in ihrer Darstellung unweigerlich ähneln und auch fließende Übergänge besitzen, ist die Einteilung meiner InterviewpartnerInnen, die ich im Folgenden treffe, beispielhaft und nicht starr zu verstehen. So gibt es mehrere Personen, die möglicherweise gleich zwei Motive verdeutlichen, während eine andere gänzlich unerwähnt bleibt.

5.2.2.2.1 Resignation

Die kommunikative Resignation äußert sich vor allem bei vier meiner zwölf InterviewpartnerInnen. Sie gründet in tiefen Enttäuschungen, die die Befragten in der Kommunikation mit einzelnen MitbewohnerInnen erlebt haben, wodurch sie der Kommunikation seitdem ihrerseits Sinn und Zweck abgesprechen. Als persönliche Konsequenz zeigen sich besagte BewohnerInnen bei einem Miteinander deutlich initiativlos oder ziehen sich ganz aus einer Gesellschaft zurück. Dabei wird die Tendenz deutlich, vergangene Einzelerlebnisse als repräsentativ anzusehen und auf potenzielle Erlebnisse mit der gesamten Bewohnerschaft zu übertragen.

Das erste Beispiel für solch eine verallgemeinerte, kommunikative Enttäuschung schildert Herr Hahn:

> *Ich habe niemanden, mit dem ich ein paar Worte wechseln kann. (–) Weil einmal ist es, (–) mit wem ich (–) Worte wechseln MÖCHTE, da heißt es: „Du (–) deine (–) deine (–) Überlegungen (–) mit den Sachen habe ich nichts zu tun (–) und da kann ich dir auch nicht HELFEN.“ (–) Und nichts hinten und nichts vorne und das interessiert (–) denjenigen nicht! (...) Die Sache ist nur DANN interessant, mein Schatz (–) wenn es heißt: „JA! Ich helfe dir!“ (–) Das kriegst du NICHT! (...) Aber die Dinge habe ich alle gelernt (–) beim Militär. Das- das ist für mich einfach so, wie wenn ich mir Erbsenkerne oder Maiskerne oder was auch immer für Kerne nehme, die gegen die Wand schmeiße und die mir entgegen springen. Fertig, Schluss, basta, nichts. (Herr Hahn, 20.09.2013, IT: 32)*

Folglich wurde Herrn Hahn in seinem Bemühen um Gespräche von seinen GesprächspartnerInnen signalisiert, dass diese kein Interesse an ihm haben und zu keinerlei Unterstützung bereit sind. Ohne diese potenzielle Leistung bietet sich für ihn kein Anlass mehr für eine ausgiebige Konversation. Ertragen kann er dies nur, weil ihm bereits vom Militär eine ähnliche Art der Resignation, Eigenständigkeit und Unterdrückung von Bedürfnissen vertraut ist – Zustände, die er bildlich mit dem Wurf von Erbsen oder Maiskörnern vergleicht, die von einer Wand zurückprallen.

Ähnlich enttäuscht über den Sorgezweck von Gesprächen zeigt sich Frau Albrecht:

> *Nur- nur wenn- wenn man so merkt, wissen Sie, die [anderen BewohnerInnen] haben ja auch Ärger. Nicht wahr? Mit mir oder mit anderen vielleicht oooder mit der Verwaltung (-) sind sie so kontra. (…) Und (-) aber da kann ICH nichts dafür. (-) Nicht wahr? Und wenn sie dann so ein Gesicht machen und man sagt: „Ach Gott, was haben SIE denn?“ und kriegt dann eine dumme Antwort (-) äh, das ärgert mich dann. Habe ich mir auch abgewöhnt. Ich frage nichts mehr, ich sehe kein Gesicht mehr. (…) Das ist mir jetzt alles WURST, nicht wahr?“ (Frau Albrecht, 19.09.2013, IT: 18; Zus.: VC)*

Frau Albrecht wurde also trotz ihrer Bemühung, Verständnis und Sorge gegenüber ihren MitbewohnerInnen kundzutun, mit Zurückweisung abgestraft. Dies scheint vor allem für sie, die als ehemalige Fachkraft im Gesundheitswesen stets Respekt erfuhr und deren Kontaktmöglichkeiten nun aufgrund ihrer eigenen Isolation rar sind, eine besonders einschneidende Enttäuschung darzustellen.

Zeigen sich Herr Hahn und Frau Albrecht also vor allem über den emotionalen Fehlverlauf von Gesprächen enttäuscht, offenbart Frau Keller eine Resignation, die auf den kommunikativen Rahmenbedingungen und Inhalten basiert. Dabei äußert sie sich diesbezüglich als betont aktive und intellektuelle Person regelmäßig entnervt, ungeduldig und angespannt.

> *Und dann, als ich kam, habe ich gemerkt: „Ouuuh, die Frau Albrecht, die sagt immer- die sitzt immer- die sitzt immer nur so stumm da." (...) Es hat mir nicht gepasst, so, und dann kam desss (–) sie hat ja ein Hörgerät. (–) Da muss ich immer ganz nah ans Ohr. Und muss laut sprechen und das immer nur in ihrem Zimmer, das hat mir ja sowieso nicht gepasst. Ich habe mir von Anfang an vorgenommen, so dieses Zimmersitzen, das will ich nicht. (...) Also es war nicht möglich irgendwie. Saßen wir eher und da habe ich gesagt: „Komm, wir gehen mal unten in die Cafeteria!" – „Ja das kann ich nicht!" (–) Krankheiten waren immer dieselben, Zucker und so weiter und so fort und unten kann man auch nicht sprechen, da sitzt man, wird dann plötzlich alles still und hört zu, wenn man da so laut- (–) es geht nicht! (...) Oder mal schönes Wetter oder „Es schmeckt gut, nicht wahr?" – „Nein, es war nicht meins!" (–) Also und dann war niemand mehr da. (–) Es ist NIEmand da! Ich war bei den- die Frau Peters da hinten, Frau Waldmann- Frau Waldmann ist sowieso desorientiert gewesen. Und die Frau Peters hat dann, ach die haben so (–) ach (–) nein! Da kann ich mich nicht unterhalten! Es ist nichts! (...) Und (–) da habe ich gedacht: „Nein, das mache ich nicht mehr." (...) Ich BRAUCHE es nicht. (Frau Keller, 24.09.2013, IT: 56)*

Frau Keller stieß also bei einer Reihe an Leuten, darunter Frau Albrecht, auf eine Reihe entsprechender Gesprächshürden, die einen Austausch trotz guten Willens unzumutbar machten. Diese Hürden reichten von kognitiver Beeinträchtigung über missmutige Stimmung bis hin zu ungeeigneten Gesprächsatmosphären. Bei ihr ist es also die Vielfalt an Enttäuschungen, die sie trotz ihrer charakteristischen Dynamik mutlos machen und zu einer Resignation bewegen.

Gänzlich anders als in den drei genannten Beispielen, stellt sich die Resignation bei Herrn Berger dar. Dieser sieht den Grund für seine kommunikative Enttäuschung nämlich nicht bei den anderen, sondern bei sich selbst. Ausschlaggebend dafür ist vor allem sein schwindendes Erinnerungsvermögen, welches er sehr genau beobachtet. Das Zusammenleben im Heim nimmt er dementsprechend nur noch als „ganz, ganz kurz" wahr und empfindet Gespräche als zunehmende Frustration.

> *Wie ist das bei den anderen? Passiert das auch? Dass es einfach (–) nach- irgendwo anders hinspringt und plötzlich wiederkommt. UND wieder in diese Sparte reinkommt und sagt (–) ((seufzt)) jaaa! Jetzt habe ich- jetzt habe ich etwas gesagt, mit jemandem gesprochen, aber ich weiß nicht mehr, was ich von da OBEN (–) nach unten, nichts mehr wusste. (Herr Berger, 30.09.2013, IT: 69)*

Herr Berger genießt also eigentlich den Kontakt mit anderen, muss sich aber stets von der entsprechenden Kommunikation die eigene Verwirrung vor Augen führen lassen. So ergibt sich ein Zwiespalt, der Herr Berger auf die Dauer verunsichert und initiativlos werden lässt.

5.2.2.2.2 Selbstschutz

Der Selbstschutz ist der Resignation insofern sehr ähnlich, als dass er ebenfalls aus einer subjektiven Enttäuschung erlebter Kommunikation hervorgeht. Im Gegensatz zur Resignation entsteht aus dieser Enttäuschung jedoch die Befürchtung, dass eine Konversation nicht nur nicht funktionieren, sondern vielmehr dem eigenen Wohlergehen schaden könnte. Insofern äußert sich der Selbstschutz in einer sehr viel auffälligeren Reaktion des Bewohners, durch welche die Kommunikation mit bestimmten oder allen MitbewohnerInnen situativ und akzentuiert vermieden wird.

Als gute Beispiele für diese Form des Selbstschutzes gilt das Verhalten von Frau Böhm und Frau Wolff. Beide sind sehr unterschiedlich und teilen dennoch ihr Bewusstsein für die eigene Sensibilität im Kontakt mit anderen. Während Frau Böhm diese Sensibilität regelmäßig durch ihre Verwirrung ob negativer Stimmungen anderer erfährt, räumt Frau Wolff ihrer Sensibilität aufgrund psychologisch getroffener Diagnosen Dritter eine große alltägliche Relevanz ein.

> *Ja (–) ja ich kann dieses äh Durcheinander (–) mit Unverschämtheiten und allem möglichen (–) äh (–) ich kann das nicht haben. (…) Aber inzwischen habe ich auch aufgegeben (–) mit denen dann zu zanken oder (–) irgendwas (–) zu machen (…) Ich mach dann (–) ich mach dann was anderes (–) mit anderen Leuten. (Frau Böhm, 08.10.2013, IT: 94)*

> *Ja (–) das habe ich schon. Ich SPÜRE gewisse Sachen, ich SPÜRE die. (–) Ich spüre oft, wie die Leute sind. Wenn ich merke, jemand ist unterkühlt oder sogar kalt, dann mache ich einen Booogen. Ich will meine Seeele nicht verletzen. (–) Also so Selbst- ähm Selbstschutz. (…) Und ich glaube, das kriege ich auch einigermaßen hin. (Frau Wolff, 23.09.2013, IT: 39)*

5.2.2.2.3 Desinteresse

Neben Resignation und Selbstschutz, die beide von einer individuellen und intensiven Auseinandersetzung mit dem Thema Kommunikation zeugen, machte sich in den Interviews ein weiteres Motiv bemerkbar, das sich von alledem deutlich abgrenzt: das schlichte Desinteresse an Kommunikation. Auffällig wurde es vor allem deshalb, weil es bei näherem Hinsehen in die Aussagen fast aller Befragten einfloss.

Dabei war dieses Desinteresse zumindest bei einer Person auf eine Gewohnheit zurückzuführen, also auf ein kontinuierliches Favorisieren von Ruhe und Zurückhaltung gegenüber geräuschvollen Gesprächen. So veranlasste es ebenjene Person – Frau Weiß – zum Beispiel dazu, die meiste Zeit in der Kapelle, im Garten oder im Zimmer zu verbringen.

> *Ich bin kein Einzelgänger, aber ich habe auch manchmal gern ein bisschen meine Ruhe. (...) Bloß, dass ich „QUAKQUAKQUAK" mache, das ist nicht mein Fall. (Frau Weiß, 27.09.2013, IT: 68)*

Frau Weiß sieht ihren Rückzug also als natürlich und charakteristisch für sich an. Da sie sich in einer Wohngemeinschaft jedoch nicht komplett den Aussagen anderer entziehen kann, schwenkt ihr relatives Desinteresse an Gesprächen regelmäßig in einen entsprechenden Ärger und eine Abwertung von Redebeiträgen anderer um.

Sehr viel auffälliger als dieses gewohnheitsmäßige und kontinuierliche Desinteresse mancher BewohnerInnen scheinen mir jedoch Aussagen, die wie ein Desinteresse anmuten, letztlich aber eine spontane Gleichgültigkeit[58] kommunizieren. Ebendiese Gleichgültigkeit war in den Aussagen fast aller Befragten an der einen oder anderen Stelle anzutreffen und offenbarte sich zum Beispiel in einem abschließenden „Aber ich- da ich nichts höre, ist mir das wurst." (s. o.) oder einem kurzen „Ich BRAUCHE es nicht!" (s. o.). Um einiges indirekter formulierten es InterviewpartnerInnen wie Frau Albrecht und Frau Keller, indem sie zum Beispiel ihre eigene Selbstbeschäftigung als sehr unterhaltsam hervorhoben.

> *Eines muss ich a priori sagen und das mit gutem Gewissen. Noch an KEINEM Tag, an dem ich hier war, war mir langweilig. (...) Ja, das kann ich guten Gewissens- es ist vielleicht Einbildung- aber das ist es nicht, es ist so: Mir ist NIE langweilig. (Frau Keller, 24.09.2013, IT: 51)*

---

58 Dabei soll eine begriffliche Trennung den Unterschied der Motive sichtbar machen.

Die wohl deutlichsten Aussagen der Gleichgültigkeit gegenüber der Kommunikation mit MitbewohnerInnen trafen jedoch Herr Hahn und Frau Peters. Dabei kamen sie mit Blick auf die entbehrungsreiche Vergangenheit und die absehbare Zukunft zu dem Schluss, dass Normen, Verpflichtungen und ein Miteinander ohnehin keine wichtige Rolle mehr für sie spielen.

> *Weil ich von (–) allem (–) zurückgetreten bin. (…) Und diese paar Jahre an Leben, die ich noch zu leben habe, die will ich (–) ohne Dings (–) ohne (–) ohne Verpflichtungen. (Herr Hahn, 20.09.2013, IT: 26f.)*

> *Mir ist ALLES wichtig! Alles! Wirklich alles (–) wenn ich so rundum denke, was ich NICHT mehr machen würde (–) das ist ähm (–) noch einmal Rotkreuzschwester werden. Da habe ich zu viel Blut geleckt. (…) Ja (–) zu viel Blut geleckt und jetzt denke ich nur noch für MICH. (–) ((flüsternd)) Du kannst mich mal am Arsch lecken! ((lacht)) Ja (–) ((flüsternd)) Die GANZE Welt ist himmelblau, das heißt, die kann mich am Arsch lecken! (Frau Peters, 02.10.2013, IT: 83)*

Es zeigen sich also sehr unterschiedliche Formulierungen einer Gleichgültigkeit gegenüber der Kommunikation mit MitbewohnerInnen, die jedoch allesamt abrupt und im Kontext des restlichen Gespräches recht willkürlich geäußert werden. Somit habe ich die Vermutung, dass sich dahinter nicht unbedingt ein Motiv, sondern viel mehr eine spontane, effektive und verbreitete Bewältigungsstrategie verbirgt. Bewältigung deshalb, da sie negativen Erfahrungen mit MitbewohnerInnen, kritischen Gedankengängen und auch inneren Konflikten um das eigene Verhalten jäh die Tragweite zu nehmen scheint.

5.2.2.2.4 Anhaltende Bemühung

Dass die Kommunikation unter der Bewohnerschaft nicht ausschließlich von passiven und regressiven Motiven geprägt ist, zeigt sich an zwei Interviewpartnerinnen, die durchaus die Gesellschaft der anderen suchen und sich auch regelmäßig um Gespräche bemühen. Dabei ziehen sie nach eigenen Angaben trotz auftretender Hürden und Schwierigkeiten noch ein positives Feedback aus ihrer Kommunikation mit anderen.

Eine dieser Bewohnerinnen ist Frau Braun. Sie bietet sich der Allgemeinheit regelmäßig zum Gespräch an, indem sie sich abwartend an stärker frequentierten Orten positioniert und Passanten freundlich grüßt oder verabschiedet.

> *Ja ein normaler Tag- ich versuche halt immer unter die Leute zu gehen. (–) Oder setze mich nicht ins Zimmer rein, obwohl ich einen Fernseher habe, den habe ich noch nie angemacht. Ich bin lieber draußen, an dem Platz da- an dem (–) an dem Empfangsplatz da draußen und da trifft- da kommt immer mal jemand gelaufen oder ich setze mich zu den Vögelchen hin und spreche mit denen und- und ich bin- habe lieber ein Gespräch mit Menschen als den Fernseher. (–) So ein persönliches Gespräch. Oder (–) es ist ganz anders, man tut natürlich keine interessanten Gespräche führen, aber dann kommen eben so allgemeine Gespräche. (…) Man kann nicht nur von außen her was erwarten, sondern ich muss auch auf die MENSCHEN zugehen und dann erübrigt sich meistens alles. (…) Dass ich so eben auch auf die Menschen einwir-, also gut- also gut einwir-, auch wenn wir jetzt da unten waren, sage ich zu der Dame: „Haben Sie gut geschlafen heute Nacht?“, die neben mir sitzt, nicht wahr, und die freut sich dann und das sind für mich schon wieder schöne Zeichen. (…) Das tut mich dann auch befriedigen. (…) Wenn man sagt, man ist eben so nicht so ganz verkehrt. (Frau Braun, 25.09.2013, IT: 61 f.)*

Frau Braun liegt also eine Gesellschaft am Herzen, die lebhaft ist und somit nicht von einem Fernseher geleistet werden kann. Dabei zeigt sie sich als sehr genügsam, indem sie sich nicht nur am monologischen Gespräch mit den hauseigenen Sittichen erfreut, sondern auch die inhaltliche Mittelmäßigkeit willkürlicher Gespräche mit beliebigen MitbewohnerInnen akzeptiert. Bei diesen schöpft sie bereits aus kurzen Momenten des Wohlwollens eine intensive Befriedigung als auch Bestätigung ihres Anstandes und ihrer Gutmütigkeit.

Auch Frau Wolff zeigt sich redlich bemüht, wenn es um ihre Kontakte mit MitbewohnerInnen geht. Anders als Frau Braun erweist sie sich jedoch um einiges zielorientierter und sieht in ihren Kontakten nicht nur eine erfolgreiche Bestätigung ihrer kommunikativen und sozialen Kompetenz, sondern auch den persönlichen Vorteil eines sozialen Netzwerkes und einhergehender sozialer Ressourcen.

> *Es fällt mir GAR nicht schwer mit- zu fremden Leuten zu gehen und da fange ich ein Gespräch an und am nächsten Tag sind wir befreundet. (…) Jetzt habe ich eine NEUe Freundin, Frau Lindner, ältere Frau. Hat gesagt, sie hat einen Neffen, der ist Professor und in- in Dresden arbeitet er und hat früher, da wo ich war, Institut für Geschichte (…) Und ich habe auch diese Frau getröstet, da gegenüber. Ich bin eine Seelentrösterin. Und jetzt war ich bei diesem Herr- Herr Tauber (–) wegen dem Handy. (–) Er hat diesen- hat Hautkrebs, das sieht schlimm aus. „Ach Herr Tauber, Sie waren schon einmal- haben mir schon einmal eine Karte (zum Telefonieren) geholt, könnten Sie mir vielleicht ((lacht)) JETZT eine Karte holen?“ Er hat gesagt: „Natürlich.“ (Frau Wolff, 23.09.2013, IT: 35 ff.)*

Frau Braun und Frau Wolff demonstrieren also, dass Gespräche mit MitbewohnerInnen nicht nur möglich sind, sondern durchaus auch eine hilfreiche und wohltuende Wirkung entfalten können.

6 Zusammenfassende Analyse

Dass sich Menschen Leben, Zeit und Raum miteinander teilen und zu diesem Zwecke kommunikativ austauschen, ist eine Annahme, die jeder sozial orientierten Wissenschaft zugrunde liegt. So sind wir laut Psychologe Michael Benesch „Gruppenwesen (...), die in der einen oder anderen Form mit anderen interagieren (müssen)" (Benesch 2011: 18).

So lauteten die ersten fünf Zeilen meiner Theorie, mit welchen ich die natürliche Verbindung zwischen Kommunikation und Gemeinschaft einleitete. Dass sie an dieser Stelle nun seltsam oder gar fehlerhaft erscheinen, mag an der empirischen Datenanalyse liegen, die die Meidung von Kontakt und Austausch sowie die Distanz zwischen Personen trotz langfristigen Beisammenseins konkretisiert.

Warum wird das Miteinander der BewohnerInnen von einem Schweigen beherrscht? Warum existiert zwischen den BewohnerInnen eine offensichtliche Distanz?

Meine Beobachtungen alltäglicher Gemeinschaftsaktivitäten des Heimes bestätigten zunächst einen Großteil der zu Beginn diskutierten Pflegeheimtheorie. So nahm auch ich eine allgemeine Passivität der BewohnerInnen (Berlé 1992: 20; Sachweh 1999: 48) sowie „Imageverletzungen und aggressive Selbst- und Fremdabgrenzungen" (Lambert 1997: 9) wahr. Diese manifestierten sich in meiner Dokumentation von BewohnerInnen, die sich konform, recht einheitlich und vorwiegend schweigend Gesellschaft leisten und dabei situativ verbal bevormunden, zurechtweisen, übereinander beschweren oder unsensibel behandeln. Dabei fiel mir dreierlei auf: erstens, dass das Schweigen häufig von intensiven, flüchtigen Blicken begleitet wird, durch die versucht wird untereinander etwas zu kommunizieren; zweitens, dass diese Kürze des direkten Austausches und der gegenseitigen Aufmerksamkeit sehr typisch für die Kommunikation der BewohnerInnen zu sein scheint, da sie sich bei jeglicher Art des Kontaktversuches – ob verbal oder nonverbal – offenbart; und drittens, dass Initiative als auch Gespräch oftmals selbst auf direkte Reize, wie eine erlebte Provokation, Kränkung oder Konfliktsituation, ausbleiben. Dabei führe auch ich dieses kommunikative Phänomen des Schweigens, der Diskontinuität und der Hierarchie auf zwei wesentliche Faktoren des Plegeheimes zurück: die institutionelle Routine und die Pflegebedürftigkeit der BewohnerInnen (Henry 1966; Koch-Straube 1998; Sachweh 1999; 2005). So soll die institutionelle Routine mit Alltagsprogramm und Sitzordnung zwar eine räumliche und soziale Orientierung der BewohnerInnen unterstützen, schleift aber auch Begegnungen sowie „Dialog- und Interaktionsmuster" ein, die bereits Sachweh nannte (1999: 40). Dabei werden nicht nur bestehende Antipathien verschärft und alternative Sympathien verhindert, sondern auch neue Spannungen sowie Bezugslosigkeit gefördert. Letztere entstehen aus den sehr ungleichen Stimmungen, die die BewohnerInnen im Rahmen von Routine und Eintönigkeit an den Tag legen. So herrscht bei den einen eine offensichtliche Langeweile, Initiativlosigkeit und Orientierung an Aktivitätszweck und Pflegepersonal (vgl. Koch-Straube 1997: 332), während die anderen aktiv, gereizt, ungeduldig und allgemein sehr aufmerksam wirken. Je nach Konstellation entstehen unter den BewohnerInnen also entweder Spannung oder Bezugslosigkeit. Dabei könnte dieses Phänomen selbstverständlich schlichtweg von sehr individuellen Temperamenten und der wesentlichen Wirkung einer Patientenrolle zeugen, erinnert mich jedoch stark an die psychologischen Konzepte der Reaktanz und erlernten Hilflosigkeit (vgl. Hausmann 2005: 44). Beide beschreiben eine Abwehrreaktion gegen Umstände, die als persönliche Bedrohung eingestuft werden, wobei sich Erstere durch eine erhöhte Aktivität und Letztere durch Resignation auszeichnet. Obwohl ich mich davor hüten möchte, die Komplexität von Bewohnerschaft und Kommunikation vorschnell anhand zweier psychischer Konzepte einzuteilen, sehe ich dennoch einen auffälligen Zusammenhang.

Als zweite Ursache für das kommunikative Verhalten der BewohnerInnen nahm ich zum Zeitpunkt der Beobachtungen, wie schon Sachweh (1999; 2005), die allgemeine und gleichzeitig individuelle Pflegebedürftigkeit wahr. Diese schafft insbesondere durch vorherrschende kognitive Beeinträchtigungen eine ungewöhnlich komplexe und unsichere Kommunikation, die allen BewohnerInnen eine erhöhte Interpretations- und Anpassungsleistung abverlangt. Neben einem damit einhergehenden persönlichen Risiko des kommunikativen Scheiterns, fördert sie zudem eine subtile Hierarchie. So scheinen manche BewohnerInnen einen Vergleich der Fähigkeiten zwischen sich und anderen vorzunehmen, was sich situativ in der Bevormundung von „pflegebedürftigeren" MitbewohnerInnen, einer spontanen Gruppendynamik mit anderen oder der bemühten Annäherung an das „fähige" Personal äußert.

Im Rahmen von Routine, sozialer Dissonanz, situativer Hierarchie und kommunikativem Risiko scheint das Schweigen eine Schlüsselfunktion einzunehmen. So gewährt es nicht nur denjenigen eine unverfängliche und geschützte Präsenz in der Gruppe, die sich all diesen Faktoren möglicherweise entziehen möchten,[59] sondern bietet auch denjenigen einen sicheren Raum der Schweigsamkeit, denen an einer spontanen und unbedenklichen Artikulation ihrer Gedanken und Emotionen gelegen ist. In Anbetracht dieses doppelten Vorteiles macht es den Anschein, als könne das überwiegende Schweigen eine provisorische Sicherheit und Harmonie in einem komplexen und gemütvollen Miteinander garantieren. Ist das Schweigen also möglicherweise jenes „normierte Verfahren", das laut Goffman (1967: 38) die Gefahr aus sozialen Kontakten bannt? Übernimmt es in den Interaktionen der BewohnerInnen des Pflegeheimes sowohl den „avoidance process" als auch den „corrective process"

59 Dies mag von außen durchaus sehr uneindeutig und somit bewusst oder unbewusst, gewollt oder ungewollt geschehen.

(ebd.: 15 ff.) und wird so zu einer „compensatory strategy" (Kasnitz und Shuttleworth 1999: 4) und Kompetenz?

Aus persönlicher Sicht würde ich dies deutlich bejahen. So machte auch ich im Laufe der Teilnahme sehr intensive Erfahrungen mit dem Schweigen, die mir dessen Wert und Vielseitigkeit im Pflegealltag buchstäblich nahe brachten. Dabei war dieses Schweigen zunächst eine methodische Anpassung an das Verhalten der BewohnerInnen, das mit vielen anderen Maßnahmen zugunsten einer Bewohnerperspektive und neutralen Position einherging. In ihrer Gesamtheit leiteten diese eine Vielzahl persönlicher und insbesondere körperlicher Veränderungen bei mir ein, die sich bereits nach kurzer Zeit in einer Entschleunigung, Initiativlosigkeit und veränderten Kommunikation offenbarten (vgl. Kapitel 4.3.1.2). Folglich wurde auch das Schweigen zu einer Art Selbstläufer, indem es mir ermöglichte, in gewissen Situationen an mich gerichtete, unangenehme Themen wie Spott und Kritik über Dritte subtil zu zerstreuen, kognitiv bedingten Missverständnissen und Konflikten vorzubeugen oder zeitweise einfach unbehelligt zu bleiben – kurz gesagt: eine provisorische Sicherheit und Harmonie herzustellen. Insofern zeigt sich, wie auch ich als junge, unbeeinträchtigte Person die Kommunikation und soziale Atmosphäre innerhalb der Bewohnerschaft als starke Herausforderung wahrnahm und das Schweigen als deren beste Lösung ansah. Durch diese neue Wertschätzung des Schweigens konnte ich das Schweigen unter MitbewohnerInnen immer besser ertragen und war zeitweise sogar dankbar dafür. Man ließ einander sozusagen gewähren. In diesem Streben nach provisorischer Harmonie und Sicherheit stellten mich jedoch vor allem meine mir zugeteilten MitbewohnerInnen vor große Aufgaben, indem sie mich an meine soziale Parteilichkeit erinnerten und meine sozialen Bedürfnisse steigerten. So versuchte mich Frau Richter mit emotionalem Druck in ihre persönlichen Konflikte einzubinden, erschwerte mir so den Kontakt zu vielen anderen BewohnerInnen und machte folglich nicht nur das losgelöste Reden, sondern auch das Schweigen zu einer Herausforderung. Frau Köhler wiederum löste durch ihr stetes Ignorieren meiner Person und die betonte Distanz solch intensive Bedürfnisse nach Wahrnehmung, Anerkennung und Sicherheit bei mir aus, dass ich förmlich ungebremst nach Kontaktmöglichkeiten zu anderen MitbewohnerInnen suchte. Schlussendlich wurde mir am eigenen Leib bewusst, wie viele Funktionen das Schweigen tatsächlich in unterschiedlichen Konstellationen erfüllen kann; dass es unter anderem verbindet und isoliert, aktiviert und hemmt, heilt und verletzt (vgl. Jensen 1973). Kann das Schweigen folglich als „communicative competence“ (Saville-Troike 1989: 2) gelten, die ich während meiner Forschung erlernte? Erlernte ich ein kommunikatives „Funktionieren des Nicht-Funktionierens“?

Von einem „Nicht-Funktionieren“ der Kommunikation würden zumindest jene BewohnerInnen berichten, die ich bezüglich des Zusammenlebens im Pflegeheim interviewte. So beschrieb eine Mehrheit der zwölf Befragten die Kommunikation mit MitbewohnerInnen als Zumutung oder Belanglosigkeit und trat dementsprechend auch nicht als Teil einer Gemeinschaft auf. Diese distanzierte Haltung gegenüber einer Gemeinschaft zeigte sich vor allem in der Art, wie über das Zusammenleben geredet und Bezug auf MitbewohnerInnen genommen wurde. Auf diese Weise offenbarte sich eine überwiegende Differenz und Unsicherheit gegenüber den MitbewohnerInnen. Als Überlegenheitshaltung rührte die Differenz insbesondere von dem Widerwillen, sich ganz mit einer Bewohnerschaft zu identifizieren, die mit gewissen Altenheimklischees (z. B. einer Unselbstständigkeit oder strengen Gerüchen) behaftet ist. Dabei könnten diese Klischees sozusagen als eine „negative Form“ der „background factors“ (Ross 1977: 8 ff.) gelten, da sie als verbreitetes und somit gemeinsames „Wissen“ die Gemeinschaftsbildung im Heim deutlich erschweren. Der daraus resultierende Widerwille erinnert wiederum an die Art eigenständiger und partieller Konstruktion einer sozialen Identität, die Thimm (2000: 214) beim Gesprächsverhalten älterer Frauen in einer Weiterbildungseinrichtung beobachtete – man konstruiert sich sozusagen eine Identität als Mitglied des Heimes, was die Mitgliedschaft in einer Gemeinschaft an BewohnerInnen jedoch explizit ausschließt. Um einiges komplexer und interessanter erwies sich die Differenz jedoch als ein Empfinden persönlicher Andersartigkeit. Dabei ließ diese Andersartigkeit keine Über- oder Unterlegenheitshaltung gegenüber den MitbewohnerInnen erkennen, da sie sich auf die Besonderheit persönlicher Einschränkungen bezog. Folglich stellten sich besagte BewohnerInnen als „privilegierte Unterprivilegierte" dar, deren Situation weder mit jenen anderer vergleichbar noch nachvollziehbar oder MitbewohnerInnen anzulasten sei. Somit lässt sich fragen, ob dieser Fokus auf persönliche Belastungen, der keine soziale Relativierung erlaubt und in einer Egozentrik mündet, möglicherweise eine schlichte Bestätigung der Bedürfnispyramide Maslows ist. Ist er ein Beweis dafür, dass soziale Bindung und Zugehörigkeit ausbleiben, solange physiologische Bedürfnisse und Sicherheitsbedürfnisse nicht vollständig befriedigt sind (vgl. Maslow 1943: 373 ff.)? Ist ein Gemeinschaftsempfinden ohne eine individuell empfundene Schmerzfreiheit gar unmöglich? Die Frage muss an dieser Stelle leider unbeantwortet bleiben und einer weiteren distanzierenden Relation weichen, die in den Interviews auszumachen war: der Unsicherheit gegenüber den MitbewohnerInnen. Diese Unsicherheit rührte von einem empfundenen Informationsdefizit der Befragten, das institutionelle und kognitive Ursprünge besitzt. So fühlten sich einige nicht ausreichend über Namen, Neueinzüge und Todesfälle informiert, was ihnen eine Meinung zur Gemeinschaft und eine Positionierung in derselben deutlich erschwert. Dabei erweist sich die Kritik an einem institutionell bedingten Informationsdefizit in meinen Augen als klarer Beweis dafür, dass ein Großteil der sozialen Verantwortung tatsächlich – gemäß der Patientenrolle – an die Institution und deren MitarbeiterInnen abgeben wurde, wodurch ein selbstständiges Erfragen von Namen und Diskutieren über unmittelbare Geschehnisse von vielen

BewohnerInnen nicht mehr in Erwägung gezogen wird. Zum anderen wird an dieser Stelle die Relevanz der Sterberate und sozialen Fluktuation ersichtlich. Beide stellen die BewohnerInnen auf lange Sicht zwangsläufig vor die stete Aufgabe einen Überblick über Namen und Personen zu behalten. Dabei kann eine entsprechende Orientierungslosigkeit und Unsicherheit wie gesagt auch kognitive Ursachen besitzen (vgl. Krasberg 2013; Sachweh 1999; 2005). Diese langfristige und allgemeine Schwierigkeit, Informationen zu behalten oder spontan abzurufen, konfrontiert einige der BewohnerInnen mit der schieren Unmöglichkeit, MitbewohnerInnen und eine Gemeinschaft zu einem kontinuierlichen und klaren Bild zusammenzufügen, das auch Sicherheit vermittelt.

Diese vorwiegend distanzierte Positionierung der Befragten gegenüber der restlichen Bewohnerschaft spiegelte sich in zahlreichen negativen Berichten über die erlebte Kommunikation mit MitbewohnerInnen wider. So schilderten viele konkrete Beispiele ihrer kommunikativen Bemühung um Gespräche, die in emotionalen Fehlverläufen, unpassenden kommunikativen Rahmenbedingungen, lästigen und unangenehmen Themen oder der eigenen Inkompetenz – kurz gesagt in Enttäuschungen – mündeten. Da diese Erfahrungen als sehr tiefgreifend beschrieben wurden und somit auch auf zukünftige Kommunikationen bezogen werden, scheint eine Resignation den einzig logischen Schluss für die meisten darzustellen – „so war es, so ist es, so bleibt es". Dabei liegt die Erkenntnis meines Erachtens nicht in den geschilderten Enttäuschungen selbst – die sich auf Kognition, Interessen, Stimmungen und „gesprächsfeindliche Atmosphären" (Sachweh 1999: 49) beziehen und somit kein Novum darstellen (vgl. Kapitel 2.4.1) –, sondern in der Entscheidung der BewohnerInnen infolgedessen zu resignieren. So macht diese Entscheidung zum einen deutlich, dass besagte BewohnerInnen offenbar keine individuellen Ressourcen mehr aufbringen können oder wollen, um eine defizitäre Kommunikation doch noch so attraktiv zu gestalten, dass sich Kosten und Nutzen der Interaktion – die theoretische Grundlage eines jeden Austausches (Minnemann 1994: 22) – wieder lohnen. Zum anderen zeigt die Entscheidung zur Resignation auf der Grundlage weniger eindrücklicher Erlebnisse einmal mehr, inwiefern die Wahrnehmung tatsächlich einen Konstruktionsprozess darstellt, der sich durch „Subjektivität, *Selektivität* und die Tendenz zur *Vereinfachung*" auszeichnet (Hausmann 2005: 25 f.; Herv.: VC). Auch psychische Verzerrungen wie der *Self-serving Bias* (das Zuschreiben der Verantwortung für Misserfolge an andere) oder die *Self-fulfilling Prophecies* (die Anpassung des Verhaltens an eigene Erwartungen) (Benesch 2011: 20) werden in diesem Rahmen außergewöhnlich sichtbar. Weshalb diese Prozesse so klar hervortreten, bleibt auch für mich fraglich. Auf was sie jedoch sicher hinweisen, ist die komplexe Auseinandersetzung der BewohnerInnen mit einer komplexen Kommunikation, die offensichtlich nur eine entsprechend angepasste Wahrnehmung zu lösen vermag. Verallgemeinerung und Resignation scheinen somit zu einer wichtigen psychischen Bewältigungsstrategie im Rahmen des Pflegeheimes zu werden.

Dass dieses Phänomen keinesfalls auf alle BewohnerInnen übertragbar ist, zeigen jene Befragten, die zwar ebenfalls enttäuschende Erfahrungen mit Gesprächen gemacht haben, auf diese aber *situativ* mit einem aktiven Selbstschutz reagieren. Dieser Selbstschutz sieht vor, sich insbesondere räumlich aus kommunikativen Situationen zurückzuziehen, sobald die eigene Sensibilität in Gefahr scheint. Folglich wählen jene BewohnerInnen ihre Kommunikationen und Kontakte gemäß der Selektivitätstheorie (vgl. Carstensen 1987) genau aus und versuchen so, potenziellen Stressoren kompetent, wenn auch nicht in direkter Konfrontation, zu begegnen.

Neben Resignation und Selbstschutz, offenbarten die Interviews ein letztes, sehr verbreitetes kommunikatives Motiv, das der Resignation auf den ersten Blick zum Verwechseln ähnelt: das schlichte Desinteresse an einer Kommunikation mit MitbewohnerInnen. Dabei scheint dieses in den Interviews vermittelte Desinteresse weniger auf allgemeinen Gewohnheiten und einer Bevorzugung von Ruhe – also Kontinuitäten im Sinne der Kontinuitätstheorie (vgl. Atchley 1989) – zu basieren, sondern viel mehr für eine spontane, kurzweilige Gleichgültigkeit zu stehen, in der ich abermals eine effektive Bewältigungsstrategie vermute. So schien die Bekundung einer Gleichgültigkeit negativen Schilderungen, kritischen Gedankengängen und inneren Konflikten während der Interviews jäh die Tragweite zu nehmen. Dabei hörte ich die unterschiedlichsten Rechtfertigungen für jene Gleichgültigkeit, unter welchen vor allem die Reflexion von Zeit eine spannende Rolle spielte. Insofern wurde mir nicht nur eine pflichtbewusste Vergangenheit zur Legitimation für die aktuelle Gleichgültigkeit genannt, sondern auch der Blick auf ein baldiges Lebensende. Da der Zeitfaktor in *diesen* Aussagen so *explizit* als prägend für das eigene Verhalten betont wurde, darf meines Erachtens weder die Disengagement-Theorie (Cumming & Henry 1961) noch die Erklärung Schulzes (1998) und Hazans (1984) vorschnelle Anwendung finden. So setzt eine negative Sicht auf die Zukunft hier weder soziale Erwartungen herunter (Schulze 1998: 314), noch erfolgt anhand der zeitlichen Orientierung eine soziale Organisation (Hazan 1984) oder ein freiwilliger sozialer Rückzug (Cumming & Henry 1961). Besagte Personen geben lediglich *an,* dass dies geschehe. Im Kontext des restlichen Gespräches wird jedoch deutlich, dass dies insbesondere als effektive Strategie zu werten ist, um kurzfristig mit negativen Umstände umzugehen.

Zuletzt möchte ich nun die Aussagen jener nennen, die eine deutlich andere, positive und somit sehr seltene Haltung gegenüber der Gemeinschaft und Kommunikation mit MitbewohnerInnen bezogen. Dabei befanden jene Bewohnerinnen die bestehenden sozialen Differenzen und Unähnlichkeiten als natürliches Charakteristikum einer Gemeinschaft und nahmen dementsprechend eine Haltung der Gleichheit gegenüber ihren MitbewohnerInnen ein. Zudem unterstrichen sie, dass es unter dieser Voraussetzung in allen Lebenslagen einer persönlichen Entsagung, Anpassung und Nachsicht gegenüber den Mitmenschen bedürfe. Dabei scheint diese Sichtweise als regelrechtes Musterbeispiel der *Theory of Mind* und Empathie (vgl. Benesch 2011: 21) sowie in der Betonung einer *Natürlichkeit* von Differenzen auch einen stark beruhigenden Effekt zu vermitteln. So vermag sie, Kontrolle zeitweise „einfach" abzugeben – „so ist das Leben". Entsprechend dieser Einstellung, erwies sich auch die geäußerte Haltung gegenüber einer Kommunikation mit MitbewohnerInnen als sehr genügsam. So bemühten sich besagte BewohnerInnen noch größtenteils um Kommunikation, suchten Gesellschaft und Gespräche und zogen aus Letzteren, trotz der Willkürlichkeit und Eigenheit von GesprächspartnerInnen sowie einer Mittelmäßigkeit von Gesprächsinhalten, noch persönliche Bestätigung und Ressourcen.

Die Offensichtlichkeit einer Distanz im Miteinander der SeniorInnen im Pflegeheim rührt demnach von einer Diskontinuität der Kommunikation und Kürze der direkten Kontakte, welcher eine tatsächlich empfundene Distanz vieler BewohnerInnen zugrunde liegt. Das Schweigen wiederum erweist sich nicht nur als eine kognitive oder physische Unmöglichkeit zu kommunizieren, sondern ebenfalls als ein „corrective process" (Goffman 1967), eine „compensatory strategy" (Kasnitz und Shuttleworth 1999) und eine „communicative competence" (Saville-Troike 1989) im Rahmen komplexer Kommunikation. Dabei ist es mehr als nur ein praktisches und leicht zugängliches kommunikatives Mittel, um in Interaktionen eine provisorische Harmonie und Sicherheit herzustellen. So kann es ebenfalls als Ausdruck und Teil individueller Bewältigungsstrategien und komplexer psychischer Reflexionen gelten.

7 Ausblick

Obgleich ein Schlusspunkt gesetzt wurde, beinhaltet das Feld und die Fragestellung eine Vielzahl an interessanten Anknüpfungspunkten. Wie ist das hier beschriebene Phänomen zum Beispiel möglich, wenn man nicht *nicht* kommunizieren kann (Watzlawick et al. 2000: 53) und das Wort *communicatio* eine „Mitteilung/Verbindung/Teilhabe" (Bellebaum 1992: 12) als auch einen „Vorgang der gemeinsamen Verpflichtung" (Rau 2013: 90) beschreibt? Entsteht im Pflegeheim eine Extremsituation, die all dies in Frage stellt?

Entfällt eine gemeinsame Verpflichtung, da die Grundbedürfnisse durch die Sorge der Institution langfristig gesichert sind? Macht das Pflegeheim Gemeinschaft und Kommunikation abdingbar? Würde der Komplexität der Kommunikation ebenfalls mit einem Schweigen begegnet werden, wenn diese Grundbedürfnisse noch in der Verantwortung der Individuen lägen? Oder wird die Wahrnehmung einer gemeinsamen Verpflichtung viel mehr durch eine besondere Kombination aus sozialen und kommunikativen Enttäuschungen, subjektiven Schmerzfokussen und distanzierenden Klischeewirkungen erschwert? Könnten strukturelle Verschiebungen möglicherweise eine Veränderung bringen und wenn ja, wie sähen diese aus?

Um sich solchen Fragen und Feldern auf empirisch qualitative Weise zu nähern, ist meines Erachtens unbedingt der einmalige Wert methodischer Maßnahmen zu unterstreichen, die den Forscher zeitweise auf die Perspektive der ForschungspartnerInnen beschränken.[60] Dazu kann

60 Dieses Verfahren schließt einen Perspektivwechsel- und vergleich im Sinne einer holistischen Betrachtungsweise keinesfalls automatisch aus. So können diese auch *nachträglich,* also zeitlich versetzt erfolgen und so die strategischen Vorteile einer Konfrontation mit divergierenden und parteilichen Wahrnehmungsweisen hervorbringen, die Georg Breidenstein et al. (2013) in ihrer *Ethnografie. Praxis der Feldforschung* benennen.

zum Beispiel die phasenweise Eingrenzung von Informationsmöglichkeiten gehören – eine Maßnahme also, die für den modernen Forscher recht unnatürlich anmuten mag. Was sie jedoch unter anderem ansatzweise schafft, ist Sicherheit und Unsicherheit aus der Perspektive der ForschungspartnerInnen nachzuspüren, die für deren Wahrnehmung eine zentrale Rolle spielen.

Frau Waldmann: „Was machen Sie in Freiburg?"
Ich: „Meinen Abschluss in Ethnologie!"
Frau Waldmann: (–)?
Frau Peters: (–)?
Ich: „Ethnologie!"
Frau Peters: „Ah! Vögel!"
Ich: „Nee. So wie Kulturwissenschaften."
Frau Peters: „Ah (–) da muss man das Innere der anderen nach außen kehren."
Ich: „Genau!"
Frau Peters: „Das ist (–) (zu Frau Waldmann) so, wie wenn ich dir die Haut abziehe."
Frau Waldmann: „Das schaffst du nicht!"
Frau Peters: „Ich ziehe dir die Haut ab und schaue, ob du drunter bist wie draußen!"
Frau Waldmann: „Haha, das schaffst du nicht."
Frau Peters: „Also ich bin ja innen viel schöner als außen!"
Frau Waldmann: „Ja?"
(04.10.2013, FT: 125)

Literaturverzeichnis

AG disability studies/Arbeitsgemeinschaft Disability Studies in Deutschland (o. J.). *Über uns.* Verfügbar unter: www.disabilitystudies.de [2015, 11, 04].

Armstrong-Esther, C. A., Browne, K. D., und McAfee, J. G. (1994). Elderly Patients: still clean and sitting quietly. *Journal of Advanced Nursing, 19,* 264–271.

Atchley, R. (1989). A continuity theory of normal aging. *The Gerontologist, 29* (2), 183–190.

Bellebaum, A. (1992). *Schweigen und Verschweigen. Bedeutungen und Erscheinungsvielfalt einer Kommunikationsform.* Opladen: Westdeutscher Verlag GmbH.

Benesch, M. (2011). *Psychologie des Dialogs.* Wien: Facultas.

Berk, Laura E. (2011). *Entwicklungspsychologie.* 4., aktual. Aufl. München: Pearson Studium.

Berlé, M. A. (1992). *Ich bin hier zu Haus. Mein Leben im Altenheim.* Stuttgart: Quell.

BMFSFJ/Bundesministerium für Familie, Senioren, Frauen und Jugend (2016). *Zuhause im Alter – Wohnen im Alter.* Verfügbar unter: http://www.bmfsfj.de/BMFSFJ/Aeltere-Menschen/zuhause-im-alter.html [2016, 04, 10].

BMG/Bundesministerium für Gesundheit (2014). *Pflege.* Verfügbar unter: http://www.bundesgesundheitsministerium.de/themen/pflege/leistungen/stationaere-pflege.html [2015, 05, 30].

BMG/Bundesministerium für Gesundheit (2016). *Das Zweite Pflegestärkungsgesetz. Neuer Pflegebedürftigkeitsbegriff und neues Begutachtungsverfahren.* Verfügbar unter: http://www.bmg.bund.de/themen/pflege/pflegestaerkungsgesetze/pflegestaerkungsgesetz-ii.html [2016, 04, 11].

Bosch, C. F. M. (1998). *Vertrautheit. Studie zur Lebenswelt dementierender alter Menschen.* Wiesbaden: Ullstein Medical.

Breidenstein, G., Hirschauer, S., Kalthoff, H., und Nieswand, B. (2013). *Ethnografie. Die Praxis der Feldforschung.* Konstanz: UVK Verlag.

Breuer, P. (2009). *Visuelle Kommunikation für Menschen mit Demenz. Grundlagen zur visuellen Gestaltung des Umfeldes für Senioren mit (Alzheimer-)Demenz.* Bern: Hans Huber.

Carstensen, L. L. (1987). Age-related changes in social activity. In: L. L. Carstensen und B. A. Edelstein (Hrsg.): *Handbook of clinical gerontology.* New York: Pergamon Press, S. 222–237.

Cumming, E., und Henry, W. (1961). *Growing old: The process of disengagement.* New York: Basic Books.

DBL/Deutscher Bundesverband für Logopädie e. V. (2013). *Aphasie.* Verfügbar unter: http://www.dbl-ev.de/kommunikation-sprache-sprechen-stimme-schlucken/stoerungen-bei-erwachsenen/stoerungsbereiche/sprache/aphasie.html [2016, 04, 10].

Dewing, J. (2002). *From Ritual to Relationship: A person-centred approach to consent in qualitative research with older people who have a dementia.* Verfügbar unter: http://dem.sagepub.com/content/1/2/157 [2014, 01, 20].

DGPPN/Deutsche Gesellschaft für Psychiatrie, Psychotherapie und Nervenheilkunde und DGN/Deutsche Gesellschaft für Neurologie 2009: *S3-Leitlinie „Demenzen". Kurzversion.* Verfügbar unter: https://www.dgppn.de/fileadmin/user_upload/_medien/download/pdf/kurzversion-leitlinien/s3-leitlinie-demenz-kf.pdf [2015, 05, 20].

Diamond, T. (1986). *Making Grey Gold: Narratives of Nursing Home Care.* Chicago: University of Chicago Press.

Dieris, B. (2009). *Sprechen und Schweigen – Aushandlungsstrategien des „Sich Kümmerns" um alte Familienmitglieder.* Hamburg: Verlag Dr. Kovač.

Eeuwijk, P. van (2003). Alter, Gesundheit und Health Transition in Ländern des Südens. Eine ethnologische Perspektive. In: T. Lux (Hrsg.): *Kulturelle Dimensionen von Medizin. Ethnomedizin – Medizinethnologie – Medical Anthropology.* Berlin: Reimer, S. 228–250.

Eeuwijk, P. van, und Obrist, B. (Hrsg.). (2006). Einleitung. In: *Vulnerabilität, Migration und Altern. Medizinethnologische Ansätze im Spannungsfeld von Theorie und Praxis.* Zürich: Seismo, S. 10–24.

Ecarius, J., Groppe, C., und Malmede, H. (Hrsg.) (2009). *Familie und öffentliche Erziehung. Theoretische Konzeptionen, historische und aktuelle Analysen.* Wiesbaden: Verlag für Sozialwissenschaften.

Esser, H. (2000). *Soziologie. Spezielle Grundlagen.* Frankfurt a. M.: Campus Verlag.

Foucault, M. (1976). *Überwachen und Strafen. Die Geburt des Gefängnisses.* Frankfurt a. M.: Suhrkamp.

Gass, T. E. (2004). *Nobody's Home: Candid Reflections of a Nursing Home Aide.* Ithaca: ILR Press.

Gerhardt, W. (2014). *Gemeinschaft.* In: G. Endruweit, G. Trommsdorff und N. Burzan (Hrsg.): *Wörterbuch der Soziologie.* 3., völlig überarb. Aufl. Konstanz (u. a.): UVK Verlagsgesellschaft, S. 140–141.

Goffman, E. (1967). *Interaction Ritual. Essays on Face-to-Face Behavior.* New York: Anchor Books.

Goffman, E. (1971). *Verhalten in sozialen Situationen. Strukturen und Regeln der Interaktion im öffentlichen Raum.* Gütersloh: Bertelsmann.

Goffman, E. (1972). *Asyle. Über die soziale Situation psychiatrischer Patienten und anderer Insassen.* Frankfurt a. M.: Suhrkamp.

Goffman, E. (1996). *Stigma. Über Techniken der Bewältigung beschädigter Identität.* 12. Aufl. Frankfurt a. M.: Suhrkamp.

Grice, H. P. (1975). Logic and Conversation. In: P. Cole und J. L. Morgan (Hrsg.): *Speech acts. Syntax and Semantics.* Band 3. New York: Academic Press, S. 41–58.

Gumperz, J. J., und Hymes, D. (Hrsg.). (1964). The ethnography of communication. *American Anthropologist.* Teil 2, Band 66, Heft 6. Washington: American Anthropological Association.

Hausmann, C. (2005). *Psychologie und Kommunikation für Pflegeberufe. Ein Handbuch für Ausbildung und Praxis.* Wien: Facultas.

Hazan, H. (1984). *Continuity and Transformation among the Aged: A Study in the Anthropology of Time.* Verfügbar unter: http://www.jstor.org/stable/2743207?seq=5#page_scan_tab_contents [2015, 01, 03].

Hazan, H. (2002). *The home over the hill. Towards a modern cosmology of institutionalization.* Verfügbar unter: http://www.sciencedirect.com/science/article/pii/S0890406502000701 [2015, 01, 05].

Heinzelmann, M. (2004). *Das Altenheim – immer noch eine „totale Institution"? Eine Untersuchung des Binnenlebens zweier Altenheime.* Göttingen: Cuvillier Verlag.

Henry, J. (1966). *Culture Against Man.* London: Social Science Paperbacks.

Hoefert, H.-W., und Klotter, C. (Hrsg.). (2011). Wandel der Patientenrolle. Neue Interaktionsformen im Gesundheitswesen. *Reihe Organisation und Medizin.* Band 16. Göttingen (u. a.): Hogrefe.

Hymes, D. (Hrsg.). (1964). Toward Ethnographies of Communication. In: J. J. Gumperz und D. Hymes (Hrsg.): The ethnography of communication. *American Anthropologist.* Teil 2, Band 66, Heft 6. Washington: American Anthropological Association, S. 1–34.

Jaworski, A. (1993). *The Power of Silence. Social and Pragmatic Perspectives.* London (u. a.): Sage.

Jensen, J. V. (1973). Communicative functions of silence. *A Review of General Semantics.* Band 30, Heft 3, S. 249–257.

Kalbermatten, U. (2004). Bildung im Alter. In: A. Kruse und M. Martin (Hrsg.): *Enzyklopädie der Gerontologie. Alternsprozesse in multidisziplinärer Sicht.* Bern: Hans Huber, S. 110–124.

Kamper, D., und Wulf, C. (Hrsg.). (1992). Unterbrechung und Grenze. In: *Schweigen. Unterbrechung und Grenze der menschlichen Wirklichkeit.* Berlin: Dietrich Reimer Verlag, S. 1–6.

Kasnitz, D., und Shuttleworth, R. P. (1999). *Engaging Anthropology in Disability Studies.* Verfügbar unter: http://www.academia.edu/1018061/Engaging_Anthropology_in_Disability_Studies [2014, 01, 20].

Knobling, C. (1999). *Konfliktsituationen im Altenheim. Eine Bewährungsprobe für das Pflegepersonal.* Freiburg i. Br.: Lambertus Verlag.

Koch-Straube, U. (1997). *Fremde Welt Pflegeheim: eine ethnologische Studie.* Bern (u. a.): Hans Huber.

Krasberg, U. (2013). *„Hab ich vergessen, ich hab nämlich Alzheimer!“ Beobachtungen einer Ethnologin in Demenzwohngruppen.* Bern: Hans Huber.

Kruse, A., und Martin, M. (Hrsg.). (2004). *Enzyklopädie der Gerontologie. Alternsprozesse in multidisziplinärer Sicht.* Bern: Hans Huber.

Lambert, M. (1997). *Die kommunikative Etablierung von Nähe. Etholinguistische Untersuchungen der Kommunikation alter Frauen in Altentagesstätte und Heim.* Frankfurt a. M.: Peter Lang.

Landesrecht BW/Baden-Württemberg (2015). *Gesetz für unterstützende Wohnformen, Teilhabe und Pflege (Wohn-, Teilhabe- und Pflegegesetz – WTPG) Vom 20. Mai 2014.* Verfügbar unter: http://www.landesrecht-bw.de/jportal/portal/t/f5x/page/bsbawueprod.psml;jsessionid=5353CAEC8ABD06F89D97038F41F3CA35.jp81?doc.hl=1&doc.id=jlrWohnteilhGBWrahmen&documentnumber=1&numberofresults=43&showdoccase=1&doc.part=X&paramfromHL=true#jlr-WohnteilhGBWpP3 [2015, 06, 07].

Lehr, U., und Thomae, H. (Hrsg.) (1987). *Formen seelischen Alterns. Ergebnisse der Bonner Gerontologischen Längsschnittstudie (BOLSA).* Stuttgart: Enke.

Lindenberg, J. (2014). *AAGE interview with anthropologist Margaret Lock.* Verfügbar unter: http://anthropologyandgerontology.com/?p=631 [2015, 11, 11].

Lubinski, R., Morrison, E., und Rigrodsky, S. (1981). Perception of spoken communication by elderly chronically ill patients in an institutional setting. *Journal of Speech and Hearing Disorders, 46,* S. 405–412.

Lubinski, R. (1988). A model for intervention: Communication skills, effectiveness, and opportunity. In: B. B. Shadden (Hrsg.): *Communication behavior and aging: A sourcebook for clinicians.* Baltimore: Williams & Wilkins, S. 294–308.

Luhmann, N. (1989). Reden und Schweigen. In: N. Luhmann und P. Fuchs (Hrsg.): *Reden und Schweigen.* Frankfurt a. M.: Suhrkamp, S. 7–20.

Luhmann, N., und Fuchs, P. (1989). *Reden und Schweigen.* Frankfurt a. M.: Suhrkamp.

Martin, M., und Kliegel, M. (2005). *Psychologische Grundlagen der Gerontologie.* Stuttgart: Kohlhammer.

Maslow, A. (1943). A theory of human motivation. *Psychological Review.* Band 50, Heft 4. Washington: American Psychological Association, S. 370–396.

Minnemann, E. (1994). *Die Bedeutung sozialer Beziehungen für Lebenszufriedenheit im Alter.* Regensburg: S. Roderer Verlag.

Mol, A., Moser, I., und Pols J. (Hrsg.). (2010). *Care in Practice. On Tinkering in Clinics, Homes and Farms.* Bielefeld: transcript Verlag.

Myers, D. G. (2014). *Psychologie.* 10., vollst. überarb. und erw. Aufl. Heidelberg (u. a.): Springer.

Müller, W. (2005). Gemeinschaft. In: W. Hirschberg und C. Feest, *Wörterbuch der Völkerkunde.* 2. Aufl. Stuttgart: Reimer, S. 146.

Nolte, P. (2000). *Die Ordnung der deutschen Gesellschaft. Selbstentwurf und Selbstbeschreibung im 20. Jahrhundert.* München: Beck.

Nussbaum, J. F. (1990). Communication and the nursing home environment: Survivability as a function of resident-nursing staff affinity. In: H. Giles, N. Coupland und J. Wiemann (Hrsg.): *Communication, health and the elderly (Proceedings of Fulbright International Colloquium 1988).* Manchester: Manchester University Press, S. 155–171.

Okely, J. (2012). *Anthropological Practice. Fieldwork and the Ethnographic Method.* London (u. a.): Berg.

Panoff, M., und Perrin, M. (Hrsg.). (2000). *Taschenwörterbuch der Ethnologie. Begriffe und Definitionen zur Einführung.* 3., überarb. Aufl. Berlin: Reimer.

Perkinson, M. A. (2003). Defining Family Roles within a Nursing Home Setting. In: P. B. Stafford (Hrsg.), *Gray Areas. Ethnographic Encounters with Nursing Home Culture.* New Mexico: School of American Research Press, S. 235–261.

Rau, H. (2013). *Einladung zur Kommunikationswissenschaft.* Baden-Baden: Nomos.

Reed, J., und Payton, V. (1996). Constructing Familiarity and Managing the Self: Ways of Adapting to Life in Nursing and residential Homes for Older People. *Ageing and Society,16* (5), S. 543–560.

Ross, J. K. (1977). *Old People, New Lives. Community Creation in a Retirement Residence.* Chicago (u. a.): The University of Chicago Press.

Ruoff, M. (2013). *Foucault-Lexikon. Entwicklung – Kernbegriffe – Zusammenhänge.* 3., aktual. und erw. Aufl. Paderborn: Fink.

Sachweh, S. (1999). *„Schätzle, hinsitze!“ Kommunikation in der Altenpflege.* Frankfurt a. M.: Peter Lang.

Sachweh, S. (2005). *„Noch ein Löffelchen?“ Effektive Kommunikation in der Altenpflege.* Bern (u. a.): Hans Huber.

Sass, H. von (Hrsg.). (2013). *Stille Tropen. Zur Rhetorik und Grammatik des Schweigens.* Freiburg (u. a.): Verlag Karl Alber.

Saville-Troike, M. (1989). *The Ethnography of Communication. An Introduction.* 2. Aufl. Oxford (u. a.): Basil Blackwell Ltd.

Savishinsky, J. (1991). *The Ends of Time: Life and Work in a Nursing Home.* Westport: Bergin and Garvey.

Savishinsky, J. (2001). The passions of maturity: Morality and creativity in later life. *Journal of Cross-Cultural Gerontology, 16* (1), S. 41–55.

Savishinsky, J. (2003). „Bread and Butter" Issues. Food, Conflict, and Control in a Nursing Home. In: P. B. Stafford (Hrsg.): *Gray Areas. Ethnographic Encounters with Nursing Home Culture.* New Mexico: School of American Research Press, S. 103–120.

Schilder, M. (2006). *Lebensgeschichtliche Erfahrungen in der stationären Altenpflege. Eine qualitative Untersuchung pflegerischer Interaktionen und ihrer Wahrnehmung durch pflegebedürftige Personen und Pflegende.* Bern: Hans Huber.

Schneekloth, U. (2006). *Hilfe- und Pflegebedürftige in Alteneinrichtungen 2005. Schnellbericht zur Repräsentativerhebung im Forschungsprojekt „Möglichkeiten und Grenzen selbständiger Lebensführung in Einrichtungen" (MuG IV).* Von TNS Infratest Sozialforschung, München, in Verbindung mit TNS Healthcare, im Auftrag des Bundesministeriums für Familie, Senioren, Frauen und Jugend. Verfügbar unter: http://www.bmfsfj.de/RedaktionBMFSFJ/Abteilung3/Pdf-Anlagen/hilfe-und-pflegebeduerftige-in-alteneinrichtungen,property=pdf,bereich=,rwb=true.pdf [2015, 01, 02].

Schönberger, C. (1999). Spannungsgefüge zwischen Versorgung und Selbstständigkeit. In: M. Häussler-Sczepan/Bundesministerium für Familie, Senioren, Frauen und Jugend (Hrsg.): *Möglichkeiten und Grenzen einer selbstständigen Lebensführung in Einrichtungen. Integrierter Gesamtbericht zur gleichnamigen Untersuchung.* Stuttgart (u. a.): Kohlhammer, S. 63–104.

Schulz von Thun, F. (1981). *Störungen und Klärungen. Psychologie der zwischenmenschlichen Kommunikation.* Reinbek bei Hamburg: Rowohlt Taschenbuch-Verlag.

Stafford, P. B. (Hrsg.). (2003). *Gray Areas. Ethnographic Encounters with Nursing Home Culture.* New Mexico: School of American Research Press.

Stosberg, M., und Blüher, S. (2006). Soziale Netzwerke. In: W. D. Oswald, U. Lehr, C. Sieber und J. Kornhuber (Hrsg.): *Gerontologie. Medizinische, psychologische und sozialwissenschaftliche Grundbegriffe.* 3., vollst. überarb. Aufl. Stuttgart: Kohlhammer, S. 339–344.

Schulze, B. (1998). *Kommunikation im Alter. Theorien – Studien – Forschungsperspektiven.* Wiesbaden: Westdeutscher Verlag.

Schulz-Nieswandt, F. (2012). *Der homo patiens als Outsider der Gemeinde. Zur kulturellen und seelischen Grammatik der Ausgrenzung des Dämonischen.* Verfügbar unter: http://link.springer.com/article/10.1007%2Fs00391-012-0394-3 [2014, 12, 10].

Tartler, R. (1961). *Das Alter in der modernen Gesellschaft.* Stuttgart: Enke.

Taylor, J. (2010). On recognition, caring, and dementia. In: A. Mol, I. Moser und J. Pols (Hrsg.): *Care in Practice. On Tinkering in Clinics, Homes and Farms.* Bielefeld: transcript Verlag, S. 27–56.

Thimm, C. (2000). *Alter – Sprache – Geschlecht. Sprach- und kommunikationswissenschaftliche Perspektiven auf das höhere Lebensalter.* Frankfurt (u. a.): Campus Verlag.

Tönnies, F. (Hrsg. Klaus Lichtblau). (2012). *Studien zur Gemeinschaft und Gesellschaft.* Frankfurt a. M.: Springer.

Uhlig, A. C. (2012). *Ethnographie der Gehörlosen. Kultur – Kommunikation – Gemeinschaft.* Bielefeld: transcript Verlag.

Ulsamer, F. (2002). *Linguistik des Schweigens. Eine Kulturgeschichte des kommunikativen Schweigens.* Frankfurt a. M.: Peter Lang.

Vidal, F. (2009). *Brainhood, anthropological figure of modernity.* Verfügbar unter: http://hhs.sagepub.com/content/22/1/5 [2014, 01, 15].

Voss, H. (1990). *Motivation und Organisation im Altenheim. Theorie und Praxis individueller Altenpflege.* Hannover: Vincentz.

Wahl, H.-W., Diehl, M., Kruse, A., Lang, F. R., und Martin, M. (2008). Psychologische Alternsforschung: Beiträge und Perspektiven. *Psychologische Rundschau.* Band 59, Heft 1. Göttingen: Hogrefe, S. 2–23.

Wallrafen-Dreisow, H. (1984). *Tagebuch aus dem Altenheim.* Weinheim (u. a.): Beltz Verlag.

Watzlawick, P., Beavin, J. H., und Jackson, D. D. (2000). *Menschliche Kommunikation. Formen, Störungen, Paradoxien.* 10., unveränd. Aufl. Bern (u. a.): Hans Huber.

Weber, M. (1980). *Wirtschaft und Gesellschaft.* 5., rev. Aufl. Tübingen: Mohr.

Weiss, R. (2006). Vulnerabilität und Resilienz aus transdisziplinärer Sicht. In: P. van Eeuwijk und B. Obrist (Hrsg.): *Vulnerabilität, Migration und Altern. Medizinethnologische Ansätze im Spannungsfeld von Theorie und Praxis.* Zürich: Seismo, S. 25–47.

Weber-Schäfer, P. (1999). Der Gemeinschaftsbegriff der antiken politischen Philosophie. In: B. Henningsen und C. Beindorf (Hrsg.): *Gemeinschaft. Eine zivile Imagination.* Baden-Baden: Nomos, S. 21–34.

Wulf, C. (1992). Präsenz des Schweigens. In: D. Kamper und C. Wulf (Hrsg.): *Schweigen. Unterbrechung und Grenze der menschlichen Wirklichkeit.* Berlin: Dietrich Reimer Verlag, S. 7–17.

Anhang

Leitfragen für die Interviews zum Thema „Alltag und Zusammenleben im Pflegeheim“:

1. Können Sie mir ein bisschen von Ihrem Einzug hierher berichten? (von einer Bewohnerin als ihr Umzug nach Deutschland gedeutet)
2. Wie sieht ein „normaler“ Tag bei Ihnen aus?
3. Wie würden Sie das Zusammenleben beschreiben? (von einem Bewohner als das spezifische Zusammenleben mit seinem Zimmernachbar gedeutet)
4. Fallen Ihnen ein paar Eigenschaften ein, die Sie selbst treffend beschreiben würden? (stellte sich bezüglich Inhalt – Bedarf der Reflexion und Selbstbeschreibung – und Formulierung als komplizierteste Frage heraus)
5. Was haben Sie früher beruflich gemacht?
6. Gibt es jemanden, den ich Ihrer Meinung nach noch befragen sollte?
7. Haben wir etwas vergessen, das Sie gerne noch ansprechen würden?

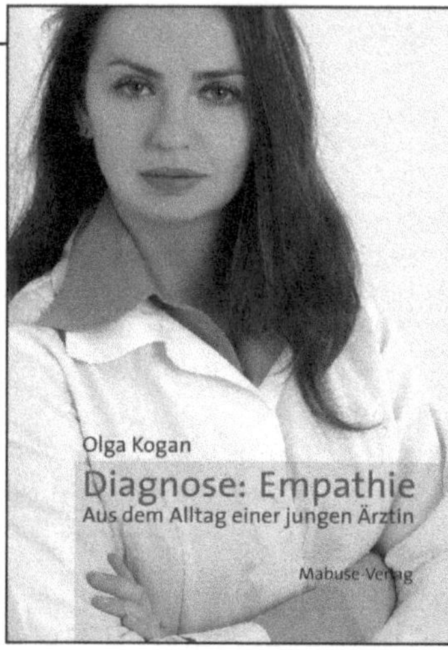

Olga Kogan

Diagnose: Empathie

Aus dem Alltag einer jungen Ärztin

2015, gebunden, 76 Seiten, 9,90 Euro

ISBN 978-3-86321-231-5

Als Ärztin tätig zu sein, bedeutet zu funktionieren. Unerheblich, wie spät es ist und wie lange man schon auf den Beinen sein mag. Man muss richtige Diagnosen stellen, adäquat handeln und neutral be obachten – egal, wie belastend eine Situation ist. Dabei fällt es nicht immer leicht, Herz und Gedanken zu verschließen.
Olga Kogan wagt es, Situationen zu schildern, die die Emotionen herausfordern. Als junge Ärztin erlebt sie immer wieder solche Momente: erschütternde Begegnungen mit Todkranken, lehrreiche Rückschläge und euphorisierende Therapieerfolge. Ihre Erzählungen sind persönlich, mitreißend und gefühlvoll.

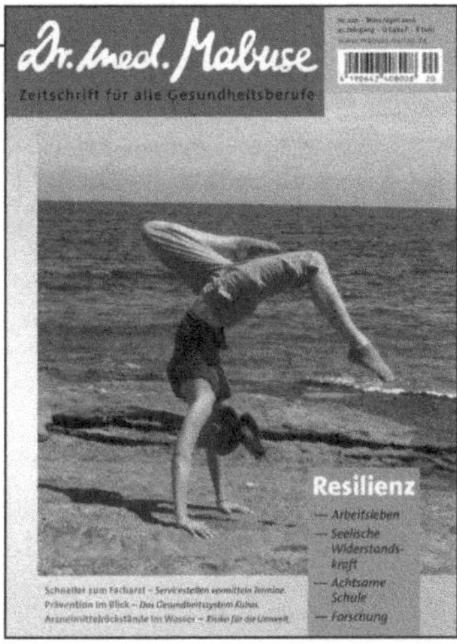

Dr. med. Mabuse

Zeitschrift für
alle Gesundheitsberufe

- **kritisch**
- **unabhängig**
- **für ein soziales Gesundheitswesen**

Schwerpunktthemen der letzten Hefte:

Resilienz (220) • Flucht (219) • Kunst und Gesundheit (218) Anthroposophie (217) • Psychiatrie (216) • Infektionen/Epidemien (215) Schlafen & Wachen (214) • Trauma (213) • Mobilität (212) • Pflege heute (211) Hilfe beim Sterben (210) • Demenz (209) Prävention (208) • Wohnen im Alter (207) • Alternative Medizin (206) Schuld (205) • Schwangerschaft und Geburt (204) • Sucht (203) • Soziale Arbeit (202) • Schmerz (201) Evidenzbasierung (200) • Ambulante Versorgung (199) • HIV/Aids (198) Arbeiten im Team (197) Lobbyismus (196) • Qualität (194)

Eine vollständige Übersicht aller erhältlichen Ausgaben finden Sie auf unserer Homepage.

Abo zum Vorzugspreis (und ein Geschenk)!
Jetzt Dr. med. Mabuse zum Vorzugspreis von 29 Euro (statt 42 Euro) pro Jahr (6 Hefte) abonnieren und ein Buch oder einen Büchergutschein über 15 Euro als Geschenk aussuchen!

Kostenloses Probeheft anfordern:

Dr. med. Mabuse

Postfach 90 06 47 • 60446 Frankfurt am Main
Tel.: 069 – 70 79 96-16 • Fax: 069 – 70 41 52
info@mabuse-verlag.de • www.mabuse-verlag.de